Igor AREPJEV

TECHNOLOGIEN DER RETTUNG -
Eschaffung und harmonische Entwicklung des Menschen und der Welt

DAS HEIM DES MENSCHEN

DAS FÜNFTE BUCH

2010

Jelezky Publishing, Hamburg 2015

Jelezky Publishing, Hamburg
www.jelezky-publishing.com
1. Auflage
Deutsche Erstausgabe, Januar 2015
© 2015 der deutschsprachigen Ausgabe
Jelezky Publishing UG, Hamburg
SVET UG, Hamburg (Herausgeber)
Auflage: 2015-1, 09.01.2015, 1000 Exemplare

Das Buch stellt eine thematische Forschung des Lebens des Menschen mit dem Ziel, eine neue Sichtweise der Entwicklungsprozesse der Gesellschaft und der Welt zu erschließen, dar. Diese ist neu, weil das Erkennen des Menschen durch die Erschließung des Wissens der Seele und die Entwicklung der Gesellschaft – durch die geistige Entwicklung des Menschen betrachtet wird.

Das Buch zeigt den Weg, der zu der Bildung des neuen Denkens in der modernen Gesellschaft führt; des Denkens, das es ermöglicht, auf eine neue Weise die Gesetze und Prinzipien der Weltschöpfung durch Gott und die Rolle des Menschen in dieser Welt zu betrachten.

Prinzipiell neu ist hier die Methode des direkten technologischen Sehens, die es möglich macht, die Bildungsprozesse der Entwicklungsperspektive aller und eines jeden zu betrachten. Ausgerechnet dieser Fakt stellt eine Möglichkeit für die innere und äußere Änderung des Menschen in der Welt und der Welt im Menschen bereit.

Weitere Informationen zu den Inhalten:
SVET Zentrum, Hamburg
www.svet-centre.com, info@svet-centre.com

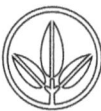

© SVET UG (haftungsbeschränkt),
Die Verwertung der Texte und Bilder, auch auszugsweise, ist ohne Zustimmung des Verlags urheberrechtswidrig und strafbar. Dies gilt auch für Vervielfältigungen, Übersetzungen, Mikroverfilmung und für die Verarbeitung mit elektronischen Systemen.

ISBN: 978-3-945549-09-4   © И.В. Арепьев, 2010
© ООО Издательство „НАВИГАТОР", 2010

Haftungsauschluß

Die hier zuvor gegebenen Informationen dienen der Information über Methoden zur Selbsthilfe, die auch für andere Menschen anwendbar sind. Die Methoden haben sich seit vielen Jahren bewährt, doch eine Erfolgsgarantie kann nicht übernommen werden. Die vorgestellten Methoden von Grigori Grabovoi sind mentale Methoden der Ereignissteuerung. Sie basieren auf der individuellen geistigen Entwicklung.
Jeder, der diese Methoden für sich oder andere anwendet oder auch weitergibt, handelt in eigener Verantwortung.

Die Nutzung des hier vorgestellten Inhaltes ersetzt nicht den Arztbesuch und das ärztliche Tun in Form von Diagnose, Therapie und Verschreibungen. Auch die Absetzung verschriebener Medikamente darf aus dem Inhalt dieser Schrift nicht abgeleitet werden.

Wir möchten ausdrücklich darauf hinweisen, daß diese Steuerungen keine „Behandlung" im konventionellen Sinne darstellen und daher die Behandlung durch Ärzte nicht einschränken oder ersetzen sollen.

Im Zweifelsfall folgen Sie also den Anweisungen Ihres behandelnden Arztes, oder eines sonstigen Mediziners, oder Apothekers Ihres
Vertrauens!
(Und erzielen dementsprechend die konventionellen Ergebnisse.)

Jelezky Publishing UG

INHALTSVERZEICHNIS

VORWORT..7

Kapitel XXI

Thema 186   Innere Wahl des Menschen..10
Thema 187   Die Energie der Welt ist die Energie des Menschen 13
Thema 188   Die innere und äußere Energie des Menschen................................16
Thema 189   Der innere Raum des Menschen und der Zelle 19
Thema 190   Der Raum des Menschen und seine Gedanken..................................23
Thema 191   Der Lebensraum des Menschen und seine Energie 26
Thema 192   Die innere Energie des Menschen 31
Thema 193   Die Energie und der Raum..34
Thema 194   Die Handlungen des Menschen, in denen
es immer das Licht Gottes gibt...37

Kapitel XXII

Thema 195   Das Licht der Seele des Menschen
ist das Licht Gottes...43
Thema 196   Der Fokussierungspunkt im Körper des Menschen 47
Thema 197   Sephiren 50
Thema 198   Das Bewusstsein des Menschen..53
Thema 199   Die Zelle im Körper des Menschen und
ihre Kooperation mit anderen Zellen und mit dem ganzen Körper. Teil 1................56
Thema 200   Die Zelle im Körper des Menschen und
ihre Kooperation mit anderen Zellen und mit dem ganzen Körper. Teil 2................59
Thema 201   Die Zelle im Körper des Menschen und ihre Kooperation mit
anderen Zellen und mit dem ganzen Körper.
Die Ereignisse des Menschen. Teil 3..62
Thema 202   Die Zelle im Körper des Menschen und ihre Kooperation mit
anderen Zellen und mit dem ganzen Körper. Verschiedene Diagnostikarten
und Praktiken und dessen Sinn. Teil 4 66
Thema 203   Die Zelle im Körper des Menschen und ihre Kooperation mit
anderen Zellen und mit dem ganzen Körper. Das Äußere und das Innere,
die Regenerierung und ihr Sinn. Teil 5...69

© И.В. Арепьев, 2010

Kapitel XXIII

Thema 204 Die Ruhe des Menschen 74

Thema 205 Modifizierung negativer Prozesse im Körper des Menschen...................79

Thema 206 Der Raum des Menschen 83

Thema 207 Die Regenerierung des Menschen im Raum des Körpers und der Ereignisse..86

Thema 208 Das Bild im Inneren des Menschen Teil 1..91

Thema 209 Das Bild im Inneren des Menschen Teil 2..96

Thema 210 Das Bild des Menschen Teil 3.
Die Leinwand der Seele 102

Thema 211 Das Bild des Menschen ist das Bild Gottes 107

Thema 212 Das Bild des Menschen, die Schritte Gottes 110

Kapitel XXIV

Thema 213 Spezifische Technologien des Schulung der Zuhörer.
Das Bild des Menschen, die Zahlen..116

Thema 214 Spezifische Technologien des Schulung der Zuhörer.
Ein Bild und das Bild des Menschen..121

Thema 215 Spezifische Technologien des Schulung der Zuhörer.
Das Bild des Menschen als ein Energiefeld rings um alle Menschen herum Teil 1..125

Thema 216 Spezifische Technologien des Schulung der Zuhörer.
Das Bild des Menschen als ein Energiefeld
rings um alle Menschen herum Teil 2..130

Thema 217 Das Bild des Menschen als ein Energiefeld rings um alle Menschen herum. Das Bild des Menschen, sein Geist und sein Körper..135

Thema 218 Das Bild des Menschen als ein Energiefeld
rings um alle Menschen herum
Das Bild des Menschen, der Aufbau eines Raums..138

Thema 219 Das Bild des Menschen als ein Energiefeld rings um alle Menschen herum.
Das Bild des Menschen, der Raum des Informationsinputs und –outputs..142

Thema 220 Das Bild des Menschen als ein Energiefeld
rings um alle Menschen herum.

Das Bild des Menschen, Zahlen..146

Thema 221 Das Bild des Menschen als ein Energiefeld rings
um alle Menschen herum. Das Bild des Menschen, der Lebensraum 150

Kapitel XV

Thema 222 Das Bild des Menschen als ein Energiefeld rings
um alle Menschen herum. Das Bild des Menschen, die Zelle
des physischen Körpers..155

Thema 223 Das Bild des Menschen als ein Energiefeld
rings um alle Menschen herum. Das Bild des Menschen. Der Weg eines jeden.....160

Thema 224 Das Bild des Menschen als ein Energiefeld rings
um alle Menschen herum. Das Bild des Menschen, Koordinaten des
physischen Körpers und der Zellen..163

Thema 225 Das Bild des Menschen als ein Energiefeld
rings um alle Menschen herum. Das Bild des Menschen,
Koordinaten des physischen Körpers – Seelenraum..................................168

Thema 226 Das Bild des Menschen, Koordinaten des physischen Körpers.
Das Bild des Menschen, Koordinaten des Seelenraums des Menschen
– der Geist..171

Thema 227 Das Bild des Menschen als ein Energiefeld rings
um alle Menschen herum.
Das Bild des Menschen, der Raum und die Energie des Körpers des
Menschen rings um ihn herum Teil 1..175

Thema 228 Das Bild des Menschen, Koordinaten des physischen Körpers.
Das Bild des Menschen, die Energien.Teil 2..180

Thema 229 Das Bild des Menschen, Koordinaten des physischen Körpers.
Das Bild des Menschen, der Energieraum..183

Thema 230 Das Bild des Menschen, Koordinaten des physischen Körpers.
Das Bild des Menschen, die Energie..188

© И.В. Арепьев, 2010

Vorwort

Wenn man so einen großen Bereich wie ein Buch anfängt, dessen Sinn das Haus des Menschen – das heißt seine Wahl - ist, muss man über den Menschen selbst erzählen, darüber wie er die Freiheit, seine Wahl und seine Handlungen versteht.

Die Grundlage des Hauses des Menschen ist das Haus Gottes. Das Haus Gottes in jedem Menschen ist die Seele. Dann ist die Wahl jedes Menschen im Haus Gottes und aller Menschen eine freie Handlung, die ihm am Herzen liegt. Die Handlungen, durch die sich die Freiheit des Menschen öffnet, in denen es die Wahl aller und eines jeden gibt, in denen es das von Gott jedem Menschen gegebene Recht gibt.

Demzufolge möchte ich darüber erzählen, wie ich die Richtungen verstehe, die ich im Haus des Menschen forme, im Haus, das für mich meine Seele ist. Die von mir erschaffene Handlung erschließt das Wissen, das Wissen, in dem Hilfe und Rettung freie Handlungen meiner Seele sind. Dies nimmt meine ganze Zeit in Anspruch, aus dem Grund, dass ich das Leben nach dem Wissen meiner Seele betrachte und entwickle, nach dem Wissen, das Gott jedem Menschen gegeben hat. Diese Handlungen beinhalten unter anderem auch die Arbeit, deren ich meine meiste Zeit schenke – die Entwicklung von technologischem Wissen.

Das technologische Wissen betrachte und erschließe ich für mich selbst und alle Menschen als direktes Wissen Gottes. Dabei sehe und verstehe ich meine Position als eine Position des Produktionsmanagers im Bereich der Erschaffung harmonischer und günstiger Ereignisse, der Norm des Weges und der menschlichen Entwicklung sowie der Erschließung der geistigen Entwicklung in der Seele und im Leben des Menschen als der Norm der Gesundheit aller und eines jeden auf dem Weg der Entwicklung harmonischer Persönlichkeit in der ganzen Welt.

Ich baue die Richtung der Entwicklung vom technologischen Wissen auf, dessen Sinn die Entwicklung der Rettungstechnologien ist, und stelle die Grundaufgabe mir selbst und dem Menschen – die Aufgabe der Schöpfung des Lebens und der Welt nach dem Wissen Gottes, nach dem Wissen, das das Leben und nicht etwas anderes schenkt. Indem ich diese Richtung entwickle, entwickle und erschaffe ich in dem Menschen und

© И.В. Арепьев, 2010

der Welt die Energie, die Information und das Wissen genauso wie die Richtung des menschlichen Verstehens dieser Aufgabe der Seele, sich selbst als den Menschen, der die Welt aller Menschen und das Leben in dieser Welt erschafft und dabei das technologische Wissen für jeden Menschen erschließt - als Priorität der Entwicklung einer freien Persönlichkeit in der Welt, in der Welt aller Menschen als in der Welt Gottes.

I. Arepjev

© И.В. Арепьев, 2010

Kapitel XXI

Innere Wahl des Menschen | Thema 186

Das Thema des Buches öffnet sich mit der wichtigsten Seite im Leben des Menschen, die im Leben aller Menschen die Welt der inneren Wahl des Menschen öffnet.

Was ist die Wahl des Menschen? Die Wahl des Menschen ist sein Wille, der Wille zu leben und in der Welt den Frieden, im Leben – das Leben, um den Menschen herum – das Wohl, im Inneren des Menschen – die Freiheit zu schaffen.

Was ist für den Menschen die Freiheit? Wie zeigt sich die Freiheit, wo und wie kann man sie sehen? Die Freiheit des Menschen zeigt sich durch seine innere Wahl zu leben und das Leben zusammen mit allen Menschen in der Welt zu entwickeln und dabei die Einheitlichkeit des Lebens und der Welt in der menschlichen Seele zu erreichen.

Worin liegt die innere Wahl des Menschen? Die innere Wahl des Menschen liegt in dem Erkennen der Welt und dem Gott aller Menschen.

Was ist die Priorität der Entwicklung des Lebens aller Menschen in der ganzen Welt? Die Priorität der Entwicklung jedes Menschen ist der Impuls der menschlichen Seele in Richtung der Entwicklung der Welt aller Menschen.

Was ist eine Außenhandlung eines Menschen? Eine Außenhandlung eines Menschen ist nichts anderes als das Erkennen der inneren Wahl des Menschen – in Frieden mit allen Menschen zu leben.

Was ist primär in dem Menschen: der Mensch oder seine Seele? In dem Menschen ist Gott, der die Seele des Menschen erschafft, primär. Gott, der die Seele für den Menschen selbst erschafft, stellt die innere Wahl des Menschen dar. Die Wahl zu leben und ein Mensch zu sein und dabei das Leben, das Gott jedem Menschen gegeben hat, in der Welt zu entwickeln. Die Schaffung der menschlichen Seele durch Gott stellt für den Menschen selbst eine innere Handlung und für Gott – eine Außenhandlung dar. Daraus ergibt sich alles. Gott erschafft die Seele des Menschen in der Außenwelt, die eine innere Welt darstellt. Die Seele jedes Menschen hat Gott erschaffen, das heißt, dass sie Gott sehen kann, und die Wahl Gottes und des Menschen eine gemeinsame Wahl ist. Im Rahmen dieser Wahl wählt die Seele des Menschen die Handlung Gottes als die Handlung, die auf die Schaffung der inneren Welt des Menschen gerichtet ist. Gott schafft die Seele jedes Menschen und diese Seele kann einen jeden sehen, sie kann die Welt Gottes sehen und kennt den Weg dorthin, woher sie gekommen ist. Jeder Mensch, wenn er seinen ersten Schritt macht, sieht Gott, die Welt Gottes, jeden Menschen; sieht, was und wie Gott schöpft; sieht seinen Weg. Das alles ist die Basis dafür, das Leben, das

© И.В. Арепьев, 2010

Gott in der Seele eines jeden zu erkennen gibt, zu sehen. Das durch Gott zum Ausdruck gebrachte Leben bleibt nicht nur in der Seele jedes Menschen, sondern auch dadurch, dass es in der Seele eines jeden durch Gott ans Licht getragen wurde, entwickelt sich als Leben, in dem der Mensch anfängt zu existieren und seine ersten Schritte zu machen. Der erste Schritt des Menschen ist der Mensch selbst, sein Körper, sein erstes *ICH*. Sein erster Blick auf die Welt und auf die Menschen, die sich neben ihm befinden, die er wie zum ersten Mal sieht und die ihm unbekannt zu sein scheinen. Und jetzt kommt er in die neue Welt, um sich selbst und andere Menschen zu erkennen und dadurch die Welt jedes Menschen zu erschließen, die Welt, die Gott selbst jeder Seele gezeigt hat. Woher kommen wir und treten ins Leben ein? Wenn wir von Gott kommen, dann ist Gott die Welt und die Seele jedes Menschen. Wenn wir zu Gott kommen, dann ist Gott die Welt und alle Menschen. Wenn wir von uns selbst, von unserer Seele weggehen, dann wahrscheinlich gehen wir von Menschen und der Welt, in der wir leben, weg. Dabei denken wir, dass wir von Gott weggehen, von Gott, der sich in der Seele jedes Menschen befindet.

Was entwickeln wir in unserer Seele und in der Welt, in der Seele, durch die Gott jedem Menschen das Leben schenkt? Wie sehen wir unser Leben in der Welt aller Menschen, in der Welt, die Gott in der Seele jedes Menschen erschaffen hat? Wofür kämpfen wir, woran halten wir uns fest und was versuchen wir anderen zu beweisen, wenn wir das Leben in unserem Inneren haben? Wir vergleichen ständig das, was wir in unserem Inneren haben und das, was rings um uns herum ist. Warum sprechen wir von einer einheitlichen Welt und teilen sie in zwei Teile; wir teilen uns in die, die daran glauben und die, die es verleugnen; in die, die über die Seele sprechen und die, die das Dasein der Seele verleugnen, und damit auch Gott, und die Welt, und Menschen und sich selbst? Wer stellt die Fragen und bekommt die Antworten ohne das Wissen der Seele anzuwenden? Wer sind wir alle ohne unsere innere Wahl, Gott und das Leben, das er allen Menschen gegeben hat, zu wissen? Was ist die Freiheit des Menschen, in der es unsere Wahl nicht gibt, in der es die Welt aller Menschen und das leben nicht gibt? Wer ist derjenige, der dazu führt? Und wenn es ihn in dieser Welt, in der Gott die Seele erschafft und jedem Menschen das Leben schenkt, gibt, dann vielleicht teilen wir selbst die Menschen, erschaffen Feinde, begeben uns auf den Kriegspfad, indem wir unsere äußere Wahl bevorzugen, die auf keine Weise an unsere innere Wahl, auf die Wahl unserer Seele und unseren Glauben abgestimmt ist?

Das Glauben jedes Menschen und jedes Volkes ist die Entwicklung des Lebens aller Menschen.

© И.В. Арепьев, 2010

Die Religion aller und eines jeden ist das Leben des Menschen in der Welt. Das Programm jedes Menschen ist die Schöpfung zum Wohl des Menschen, da dieser Weg der Weg aller und eines jeden ist. Und ob wir leben oder bloß das große Spiel unter dem großen Titel *das Leben aller Menschen* spielen wird davon abhängig sind, ob wir diesen Weg verstehen.

Unser Leben und dessen Wahrnehmung haben sich in einigen Fällen als zwei unterschiedliche Sichtweisen erwiesen, genauso wie sich die Welt in unserem Inneren und die Welt aller Menschen als unverträglich auf Grund unterschiedlicher Sichtweisen auf verschiedene Dinge im Leben des Menschen erwiesen haben. Die innere Arbeit, der innere Impuls, die innere Wahl sind aus unterschiedlichen Gründen außerhalb des Horizontes zukünftiger Ereignisse geraten, in denen der Mensch sich selbst nicht wieder finden konnte – warum auch immer. Mit dem Horizont der Ereignisse des Menschen kann man nicht nur die zukünftigen Ereignisse vergleichen, sondern auch den Körper des Menschen, seine innere Gesundheit. Dies ist aber dem Menschen aus gewissen Gründen unbekannt, da es sich außerhalb der bestimmten Grenze des menschlichen Unwissens befindet.

Was wird der Mensch in seinem Inneren und außerhalb wählen? - Den Menschen, die Welt und Gott –das ist eine Richtung, wie Menschen sagen – ein Schicksal. Wählt er sich selbst – ist es ein anderes Schicksal, und mit dem Schicksal bildet sich eine andere Richtung. Die Wahl des Menschen bleibt immer dem Menschen überlassen, bleibt in seinem Inneren: was, wie und wofür wählen und was bevorzugen. Die Wahl im Inneren und rings um alle und einen jeden herum ist die Welt - die Wahl des Lebens. Wenn wir das Leben wählen, wählen wir alle Menschen, und wenn wir auf diese Weise wählen, wählen wir so, wie es unserer Seele recht ist. Wenn wir Gott wählen, wählt und kennt jeder von uns seinen Weg in dieser Welt. Jedem ist seine Wahl überlassen genauso wie es Gott in der Seele jedes Menschen gibt, Gott, der das Leben schenkt, das der Mensch entwickelt – nach seiner inneren Wahl.

Derjenige, der das Leben wählt und es entwickelt, wählt alle Menschen in der Welt, und zusammen mit allen Menschen wählt er Gott, wählt denjenigen, den er in seiner Seele kennt und jeder sucht in seiner Seele sich selbst, alle und Gott.

Danke.   19.11.07

Die Energie der Welt ist die Energie des Menschen | Thema 187

Wir haben sehr viel über die Energie des Menschen in den vorherigen Büchern gesprochen. Wir haben über die Schöpfung der Energie gesprochen, darüber, dass die Energie eine Quelle und ein Träger der Information ist. Die Energie, mit deren Hilfe der menschliche Körper und die Ereignisse im Leben des Menschen erschaffen und gebildet werden, neue Richtungen und technologische Prozesse entstehen. Die Energie, mit deren Hilfe die Organe und das Gewebe regeneriert werden, der Körper und die Energie geschaffen werden; mit Hilfe deren Krankheiten und Probleme des Menschen wegtreten, Probleme, die der Menschen seit so langer Zeit in seinem Inneren und rings um sich herum nicht lösen konnte. Die *Energie* ist die Handlung des Menschen. Die *Energie* ist ein Buch, unter anderem auch das Buch, das vor Ihnen liegt. Die Energie ist Vorlesungen und deren Wissen, das Wissen, das ich nicht gezielt vorbereiten kann, sondern dieses während der Informationsübermittlung erschließe und gleichzeitig es selbst begreife. Die Energie, die ich in das erlangte Wissen investiere, kommt auf mich zurück als eine offene Seele und das Verständnis der Welt. Die Energie, die ich unter anderem erschaffe – genauso wie andere Menschen – erschafft die Welt und spiegelt sie wider. Dadurch dass die investierte Energie die Welt aller Menschen als Frieden widerspiegelt, kommt sie durch den Geist des Menschen und mit seiner Hilfe als Licht zurück. Als Licht, das den Körper und den Verstand mit der Gesundheit und dem harmonischen Entwicklungsweg aller Menschen auffüllt.

Alle Objekte, die uns umgeben, die jeder Mensch erschafft genauso wie er technologische Prozesse und Technologien der Entwicklung und des Lernens erschafft, beinhalten nicht nur die bestimmte Energie des Menschen, sondern auch tragen in sich das zugängliche Wissen über die Rettung jedes Menschen und erschließen es allen Menschen. Diese Technologie aber auch die Energiestruktur kann man als ein Objekt in dem System der Ausbildung aller und eines jeden im Bereich Rettungstechnologien betrachten; das Objekt, das durch den Geist des Menschen bis zu dem Niveau der Harmonie und des Gleichgewichts intellektuell entwickelt wurde. Eins der Beispiele können Sie selbst beobachten. Mehr als das – Sie können es tasten, in Ihren Händen halten, studieren, praktisch anwenden. Das ist das gegebene Buch, in dem das technologische Wissen, das mit hoher Geschwindigkeit aufgenommen wird, eine der Voraussetzungen für das Erlangen von direktem Wissen und dessen Weiterleitung an jeden Menschen ist. Mit anderen Worten, um das direkte technologische Wissen zu erlangen, muss man in-

© И.В. Арепьев, 2010

nerlich eine sehr hohe Lichtgeschwindigkeit für das Aufnehmen des Wissens über die Rettung des Menschen besitzen.

Man kann einen riesigen Lichtstrahl sehen, aber über seine Quelle nie etwas in Erfahrung bringen und dadurch kann man den Sinn und Kern des Lichtes nicht verstehen. Des Lichtes, dessen Kern das offene Wissen der Seele jedes Menschen als eine Struktur ist, das Wissen, das andere Aufgaben der Wirkung auf den Menschen in sich trägt. Das Montagesystem dieser Strukturen war und ist nicht schnell, und noch weniger ein Lichtsystem. Das Montagesystem gewisser Ereignisse basiert auf dem großen Nichtwissen der Menschen. Da wo der Mensch nicht weiß und die Welt, sich selbst, Menschen und Gott nicht sehen will, montieren andere ein aggressives System der Unterdrückung der Persönlichkeit des Menschen für ihre persönliche Macht.

Also, die Energie des Buches beinhaltet das erlangte Wissen sowie das Lichtgeschwindigkeitswissen, das in das Wissen, das den Weg des Menschen bildet, übertragen wurde, genauso wie das Wissen, das es möglich macht, im Inneren des Menschen die Energie zu erschaffen, die jedem Menschen Türen öffnen kann, die Einheitstüren die in viele Richtungen führen: sei es die geistige oder physisch-körperliche Entwicklung des Menschen, der Wiederaufbau der Persönlichkeit, die Regenerierung nach Krankheiten und Korrektion, Ausbildung, Öffentlichkeitsarbeit. Aber das Wichtigste in allen diesen Richtungen, die in einer Reihe vor jedem Menschen stehen, ist die ewige Entwicklung, die es möglich macht, auf der Basis der unendlichen Lichtenergie ununterbrochen zu schöpfen.

Lassen Sie uns etwas noch Mal vorstellen und gleichzeitig eine einfache Steuerung erfüllen. Zum Beispiel, Sie halten dieses Buch, der Sinn des Buches ist das Wissen über die Welt des Menschen. Der Mensch selbst füllt das Buch mit dem Wissen der Welt auf, und dieses Wissen, dieses Buch, diese Energie arbeiten in die Richtung der Rettung der Welt und des Menschen. Sie können sich auch ein beliebiges Objekt vorstellen, das Sie selbst für alle Menschen erschaffen und dafür Ihre ganze Energie investiert haben. Und dieses Objekt entwickelt sich und ist deswegen interessant und nützlich, weil Sie Ihre Energie in dieses Objekt investiert haben, die das Verständnis der Entwicklung jedem Menschen verleiht. Die Energie des Menschen in den beiden von mir beschriebenen Objekten fließt in die Richtung, in die der Mensch selbst und seine Gedanken sich entwickeln. Wenn man sich die Frage stellt, wie diese Objekte Menschen helfen können, kann man ganz schnell eine einfache Antwort von den Menschen bekommen: sie helfen schnell und rechtzeitig, da das direkte Wissen immer und überall hilft. Aber lassen Sie uns noch Mal die Handlungen des Menschen detailliert betrachten, um sich selbst und die eigenen Handlungen verstehen zu können.

Im ersten Fall aktiviert der Mensch das Licht seiner Seele, um in seinem Inneren einen bestimmten Raum zu schaffen, in dem die Energie des Menschen widergespiegelt wird, die es ermöglicht, das Buch und das Wissen zu sehen und zwar als einen Gedanken – der Gedanke Gottes und des Menschen. Im anderen Fall wird ein großes Volumen der menschlichen Energie verwendet, um das Objekt zu erschaffen, das wiederum für alle nützlich ist.

Dem ersten Fall liegt die geistige Entwicklung des Menschen zugrunde. Dem zweiten Fall – die physische, emotionelle, intellektuelle und fachliche Komponente des Menschen. Im ersten Fall handelt der Mensch für alle Menschen und ist sich in seinem Inneren dessen bewusst. Im zweiten Fall – für viele Menschen und ahnt es in seinem Inneren.

Aber ich habe diese Beispiele nicht dafür aufgeführt, dass Sie diese betrachten, sondern bloß dafür, dass Sie sich auf zwei Objekte konzentrieren, die Sie in Ihrem Leben selbst erschaffen haben und die Ihnen am Herzen liegen; dafür, dass Sie mit Ihrem inneren Auge die ganze Welt und somit die ganze Energie, die es in der ganzen Welt und rings um uns herum gibt, sehen können.

Wir machen nur die ersten Schritte zum Verstehen dieser Energie. Wenn der Mensch in seinem Inneren den Punkt seiner Seele, den Punkt der Energieentwicklung im Objekt, das er selbst erschaffen hat, sowie den Punkt in dieser Energie, die ich gerade erwähnt habe, hat und dieses Objekt ihm am Herzen liegt, dann hat er einen bestimmten Raum, den er gerade eben erschaffen hat, indem er Lichtlinien von einem zu dem anderen Punkt gedanklich gezogen hat. Diesen Raum hat er in seinem Bewusstsein widergespiegelt und dadurch den Zugang zu den Technologien, zu der unendlichen ewigen Energie in der Umwelt bekommen, wo er beliebige Objekte jedes beliebigen Schwierigkeitsgrades der Handlung seiner Seele entsprechend erschaffen kann. Sobald Sie diese Energie bekommen haben, machen Sie etwas Gutes, indem Sie Menschen helfen, dann bekommt jeder von Ihnen das Wissen und sieht die Welt, in der er lebt, breiter. Der technologische Teil, zum Beispiel, wird in diesem Fall einfach sein: indem Sie in Ihrem Inneren ein bestimmtes physisches Objekt erschaffen – zum Beispiel eine Substanz – können Sie in dieser Energie eine Information erschaffen und ihre Konturen gedanklich einpacken, an ein gefragtes Körperteil übertragen und ein gesundes Gewebe bekommen. Das gesunde Gewebe können Sie mit dem Körper des Menschen kongruieren und das gewünschte Ergebnis – die Gesundheit – bekommen.

Danke.   27.11.07

© И.В. Арепьев, 2010

Die innere und äußere Energie des Menschen | Thema 188

Wie wir früher besprochen haben, beeinflussen die Handlungen der Seele des Menschen die Energie im Inneren des Menschen sowie deren Erschaffung und Aufbau im physischen Körper des Menschen, in den physischen Zellen des Körpers wie auch im Menschen selbst. Die widergespiegelte Handlung des Menschen ist der Mensch selbst, sein physischer Körper, der nicht nur eine Quelle der Energie sondern auch ein Energieträger ist, er ist die Energie, durch die und mit deren Hilfe der Mensch handelt.

Die Quelle dieser Energie und ihr Träger sind auch die Zellen des Menschen, die nicht nur die Energie des menschlichen Körpers durchführen, nicht nur diese als eine Außenrealität widerspiegeln – zum Beispiel in Form innerer und äußerer Zeit – sondern auch unter bestimmten Voraussetzungen und Handlungen der menschlichen Seele die Quelle dieser Energie sind und diese in großen Mengen widerspiegeln. *Die Energie im Inneren des Menschen und rings um ihn herum* ist die Energie, die sich als eine allgemeine Struktur im inneren Raum des Menschen widerspiegelt.

Man darf nicht vergessen, man soll einfach wissen, dass die menschliche Energie an sich eine große Macht ist, sowohl im Inneren des Menschen – als sein physischer Körper - als auch in der Außenwelt – als Handlungen des Menschen. Man soll auch wissen und verstehen, dass jeder Mensch diese Energie besitzt und obwohl dies eine individuelle Energie ist, wenn Menschen eine gemeinsame Sache durchziehen und durch gemeinsame Ziele und Aufgaben vereint sind, vermehrt sich die Energie um ein Vielfaches im Inneren des Menschen und durch äußere Handlungen aller Menschen.

Natürlich ist es immer verständlich und angenehm, wenn diese Ziele Hilfe für die Menschen und ihre Rettung sowie zwischenmenschliche Beziehungen fördern. Jeder Mensch spürt, sieht und hört die positive Energie, die auf ihn gerichtet ist, wenn sich in den Handlungen eines anderen Menschen, in seinem Inneren die Energie der Liebe und des Wohls konzentriert hat.

Natürlich ist es nicht gut und sogar gefährlich, wenn die Energie der Aggression gegen einander und gegen andere Menschen ausbricht. So eine Aggression – anfänglich die Energie – kann nicht immer mit bloßem Auge wahrgenommen werden, und schon gar nicht gehört und noch weniger verstanden werden. Um eine Aggression nicht in Richtung Menschen zu richten, braucht ein Mensch die inneren Richtlinien seiner Seele, zum Beispiel für die Rettung aller, für den Schutz des Menschen vor schlechten Einflüssen auf die zukünftigen Ereignisse zu lenken, diese braucht er in dem Pflichtteil mit

© И.В. Арепьев, 2010

dem positiven Ergebnis zu verbinden, dann durch dieses und zusammen mit ihm seinen eigenen Weg zusammen mit allen anderen aufzubauen.

Ich möchte in Details das Verständnis der Ereignisse des Menschen, seiner Vergangenheit, Gegenwart und Zukunft erklären. Und auch warum ich den technologischen Teil ausgerechnet mit dieser Handlung und mit keiner anderen in erster Linie in Verbindung bringe.

Der Mensch lebt in der Gegenwart, heute, dabei verwendet er die Energie des Tages, in dem er lebt, und der Ereignisse, die an dem Tag geschehen. Der Mensch stützt sich in seinem Leben auf die Ereignisse wie auf eine Grundlage bestimmter Ergebnisse, die er persönlich in seinem Leben und seinen Ereignissen erreicht hat. Wie dem auch sei, die logische Gegenwart wie auch die Energie der gegenwärtigen Ereignisse sind dem Menschen näher als die Vergangenheit. Aus diesem Grund stützt sich der Mensch auf die Ereignisse und die Energie, die ihm am nächsten sind. Und in bestimmten Situationen seines Lebens, in denen er ein negatives Ereignis, das mit einem Ereignis in der Außenwelt oder mit der Gesundheit des Menschen in Zusammenhang steht, überwinden muss, muss der Mensch eine zusätzliche Energiequelle heranziehen, die für jeden Menschen die Welt seiner Seele, seine Umwelt, die Welt aller Menschen ist. Diese *Quelle* ist nichts anderes als die *zukünftigen Ereignisse und zwar immer die positiven,* da der Mensch selbst diese erschafft, unter anderem in Form neuer unendlicher Energie. Sobald der Mensch die Unendlichkeit der Zukunft und seine unendliche Entwicklung verstanden hat, wird er wissen, wie er die ferne Zukunft näher bringen kann. Diese Zukunft ist wirklich weit entfernt, da viele Menschen an sie nicht denken und sie nicht sehen und schon gar nicht wissen, wie sie diese Zukunft näher bringen können; noch weniger – diese zu erschaffen, schon gar nicht für sich selbst, noch komplizierter – für andere. Aus diesem Grund in vielen Fällen, besser gesagt in den meisten Fällen, schließen sich die Menschen zusammen. Dabei denken sie, dass sie es richtig machen; sie vereinen sich innerhalb anderer Quellen, die sie besser verstehen können, die sie zählen, teilen, tasten können; sie vereinen sich innerhalb der Idee des materiellen Wohlstandes und der Ersparnisse im Rahmen der Wahrnehmung beständiger Grundlagen ihres Lebens, in manchen Fällen – Wahrnehmung ihrer Überlegenheit gegenüber anderen Menschen. Ein bestimmter „Wohlstand" gibt dem Menschen, wie er denkt, eine unendliche Energie des Geldes, der Überlegenheit und Sicherheit. Oft vergisst der Mensch in seiner Überlegenheit, dass er ein Mensch ist, dass es rings um ihn herum andere Menschen und die Welt gibt; dass er eine Seele hat. Eine Seele, die, unter der Bedingung dass der Mensch fleißig und zielstrebig ist, Gott und die Welt aller Menschen sehen und hören kann. Nicht jeder kann so einen Weg auf Grund seiner persönlichen Gründe und der in seinem Inneren festgelegten Regeln durchhalten. Nicht jeder kann die geistige Energie aufnehmen und in seinem Inneren entwickeln, die Energie, die den Menschen bis zu dem Niveau auf dem er fähig ist anderen aufrichtig zu helfen, entwickeln kann. Nicht jeder kann sich der von ihm selbst erschaffenen Versuchung enthalten, die äußere materielle Energie aufzunehmen. Diese scheint unbekannt und angenehm zu sein, in der die Lebensformel absolut klar ist: addieren, minimieren, teilen. Und dabei sich selbst nicht vergessen.

Im Leben gibt es viel Energie, viele Menschen, viele Handlungen und Worte, die entweder positive oder negative Energie an die Empfänger – die ebenso Menschen sind - herantragen, somit werden in ihr Leben Ereignisse gebracht: mal gute, die sie erschaffen, mal schlechte, die zu ihnen aus der Außenwelt kommen.

Jeder Mensch soll in seinem Inneren nicht nur gütig sein und dadurch die Energie für sich und seine Ereignisse schaffen, sondern auch die Welt, alle Menschen, Gott, die Energie sehen. Die Energie, die es rings um alle Menschen herum gibt, die alle rettet, allen hilft, allen und einem jeden das Gute bringt, das es gibt und im Inneren jedes Menschen geben muss.

Danke. 29.11.07

Der Raum des Menschen und seine Gedanken | Thema 189

In den vorherigen Büchern haben wir über die Forschungen auf der Ebene der Entwicklung der Seele und des Geistes des Menschen gesprochen, die in der Forschungsarbeit zu dem Verständnis der inneren Strukturen, die das physische Gewebe des Menschen als einen Raum im Inneren jeder Zelle bilden, führen. Wenn man in diesen Forschungsarbeiten die Regenerierung des menschlichen Körpers untersucht – genauso wie die Regenerierung jedes Gewebes – könnte man ein bestimmtes Handlungsschema erkennen und feststellen, in dem sich auf dem Niveau des inneren Sehens des Menschen eine reale Möglichkeit öffnet, bestimmte Bereiche der Informationsstruktur der Zelle zu beeinflussen, um die Information anzutreiben, die zu der physischen Norm des menschlichen Körpers führt.

Und jetzt detailliert. Zunächst möchte ich zwei Beispiele aufführen, damit man diese analysieren und eine richtige Antwort finden kann, die zu der Norm sowohl der Ereignisse als auch der Gesundheit des Menschen führt. Am Ende des vierten Buches haben wir darüber gesprochen, in welchen aus den uns bekannten Bereichen – gemeint ist die allgemein zugängliche Information - macht der Mensch Forschritte und welche Ergebnisse per heutigen Tag er erreicht hat. Wenn wir über die Waffen, die der Mensch erschafft, sprechen, merken wir, dass sich alle Menschen in zwei Lager geteilt haben: die ersten verstecken das, was sie erschaffen; die anderen erschaffen das, was an einem beliebigen Ort gefunden werden kann und muss, das, was die ersten gemacht und versteckt haben.

Die Situation der Ereignisse ist nicht selten im Leben des Menschen, nämlich entwickelt sich seine Gesundheit so, dass im Körper des Menschen ein Problem entsteht, das normalerweise mit dem physischen Auge nicht zu sehen ist, aber der Mensch behauptet, das es ihm Sorgen macht und das wichtigste – das Leben behindert. Und dies führt offensichtlich den Menschen dazu, dass er anfängt, darüber nachzudenken, eine Diagnostik seines gesundheitlichen Zustandes mithilfe instrumenteller medizinischer Geräte durchzuführen. Und diese Diagnostik zeigt, dass es im Körper des Menschen wirklich kein Problem gibt. Später fängt das, was es gar nicht gibt, an, dem Menschen mehr und mehr Sorgen zu machen, aber dies geht nicht immer in eine bestimmte medizinische Diagnose über. Es ergibt sich in diesem Beispiel eine sehr interessante Situation, die oft bei Militärmenschen vorkommt. Solange die Ersten nicht wie die Anderen denken und die Anderen – nicht wie die Ersten, werden sie viel Zeit verschwenden,

© И.В. Арепьев, 2010

um die Geheimnisse von einander zu knacken. Das echte Verständnis dieser Umstände liegt im Bereich des realen Verständnisses der Situation in der Welt und in der einen oder anderen Aufgabe. Mit anderen Worten, wenn der Mensch einfach losgeht und eine komplizierte Krankheit frontal erforscht, erreicht er nicht immer ein positives Ergebnis, da er das Vorhaben der Krankheit sowie das Benehmen des Menschen nicht versteht. Man braucht nur seine Sichtweise bezüglich der einen oder anderen Aufgabe, seinen Wahrnehmungspunkt bezüglich der Lösung für die eine oder andere Aufgabe zu ändern und man fängt an, die Situation ganz anders zu sehen, das heißt anders als früher. Und diese andere Sichtweise, das andere Verständnis bringt dem Menschen andere Früchte - das positive Ergebnis.

Das andere Beispiel ist meiner Meinung nach nicht weniger interessant. Sein Sinn liegt darin, was bei den meisten Menschen jeden Tag geschieht, quasi in ihrem Alltag. Das Beispiel ist sehr einfach. Es ist wünschenswert, es auf eine einfache aber spezifische Weise zu analysieren und zu verstehen. Das Verfahren liegt darin, ein Wort wie einen Menschen zu hören und zu verstehen: *das Wort ist ein Mensch, der Mensch ist ein Wort*. Es ist wünschenswert, langsam zu denken und dies langsam auszusprechen, um den Informationsstrom aufnehmen zu können, der von jedem Menschen fließt. Zum Beispiel wenn man sich mit anderen trifft, stellt man oft einfache Fragen und möchte darauf einfache Antworten bekommen. Zum Beispiel, langsam: wie geht es Ihnen? Haus, Kinder, Baum? Man gibt eine Antwort auf Ihre Frage, die aber nicht so einfach ist: es geht mir gut. Und keine Fortsetzung. Und damit wird der Raum des Menschen abgegrenzt und diese Grenze wird offensichtlich vom Menschen selbst gesetzt. Dann nach einer Pause ergänzt man langsam seine Antwort, obwohl es schnell ausgesprochen wird: es geht mir einfach fantastisch. Andere Fragen sind ebenso interessant genauso wie die Antworten. Besonders die Fragen nach der Gesundheit des Menschen – ihre Form und Inhalt.

Frage: Kann man mir helfen, wieder gesund zu werden?
Antwort: Ja, natürlich. Man kann Ihnen helfen. Wenn ich fragen darf, worin liegt der Sinn? Gesundheit, Probleme.
Frage: Der Sinn der Gesundheit liegt darin, dass ich einfach gesund sein will. Einfach gesund sein.
Antwort: Einfach gesund sein?
Frage: Ja, einfach gesund sein.
Antwort: Verzeihung, warum möchten Sie gesund sein?
Frage: Weiß nicht, einfach gesund sein.

Antwort: Eigentlich ist das Leben des Menschen die Gesundheit? Aus diesem Grund, wenn in Ihrem Leben die Fragen entstehen, die mit Fahrlässigkeit bezüglich des Lebens verbunden sind, schlägt es auf die Gesundheit des Menschen zurück. Und wenn die Fragen mit der Fahrlässigkeit bezüglich der Gesundheit des Menschen verbunden sind, schlägt es auf das Leben des Menschen zurück.

Frage: na dann weiß ich nicht, was meine Aufmerksamkeit mehr braucht: mein Leben oder meine Gesundheit.

Eine Frage die eine Antwort beinhaltet. Offensichtlich teilen manche Menschen ihr Leben sowie ihre Gesundheit so wie man es nicht machen darf – Gesundheit und Nichtgesundheit. Somit lassen Sie in ihr Leben, in ihr Inneres etwas Schlechtes, was Ihnen aber vollkommen bewusst ist, sie sehen manchmal diesem Schlechten ins Gesicht, aber sie sind wahrscheinlich mit etwas in ihrem Leben so beschäftigt, dass sie es gar nicht versuchen, noch einen Schritt zu machen, um eine bestimmte Information von sich weg zu bringen.

Fragen und Antworten der Menschen haben eine Quelle. Diese Quelle ist der Mensch selbst. Und wenn Menschen in ihrem Inneren, in ihrem Leben, in ihren Gedanken und Ereignissen keinen inneren Ersatz erschaffen, mit dem sie sich persönlich bequem und vorteilhaft fühlen, ändert sich kardinal alles bei vielen Menschen zum Besten – ändern sich die Gedanken, das Leben, die Gesundheit und mit ihnen – alle Ereignisse im Leben des Menschen.

Ich möchte noch über den Raum im Inneren des Körpers und der Zelle des Menschen erzählen, über den Raum, in dem es nicht nur Hohlspiegel - lassen sie uns sie wie früher bezeichnen - gibt sondern auch Felder. Ich würde sie mit Magnetfeldern vergleichen, aber in diesem Text werde ich sie als *Felder* bezeichnen.

Es gibt vier Felder und vier Spiegel. Und *jedes Feld beschützt nicht nur den Körper des Menschen vor dem inneren und äußeren negativen Einfluss* - als reflektierende Spiegel, die ihre innere Spiegelstruktur halten – sondern auch *stellt einen besonderen Schlüssel dar;* einen Schlüssel, der es dem Menschen möglich macht, die *physische Materie des physischen Körpers zu erschaffen, die Materie des Raums, die Materie der Ereignisse und der Realität.* Jedes der Felder trägt in sich seine individuelle und gemeinsame Richtungstendenz.

Das erste Feld trägt den Schlüssel zur Information über den Außenraum des Menschen, der sich innerhalb der Zelle befindet und in dem die innere Struktur anderer Felder eingeprägt und widergespiegelt ist.

Das andere Feld - *das zweite – trägt in sich die Information, die einen Schlüssel zum inneren Raum des Menschen darstellt.*

Das dritte Feld trägt in sich die Information über die Vereinigung des inneren und Außenraums und ist der Schlüssel, der sich innerhalb einer Zelle befindet.

Das vierte Feld scheint ein Einzellfeld zu sein, obwohl *es sich in der gemeinsamen Struktur befindet, und stellt* nicht nur *den Schlüssel* für das Innere und Äußere im Körper des Menschen, sondern auch den realen Schlüssel für *das Innere der inneren Zelle dar.*

Ich kennzeichne gesondert diese Räume, weil es wünschenswert ist, demjenigen dies zu sehen und zu verstehen, der er es wirklich braucht. Aber ich möchte erwähnen, dass derjenige, der eine Möglichkeit bekommt, diese Felder in einen so zu sagen neutralen Zustand oder eine neutrale Position zu übertragen, bekommt wie früher erwähnt auf der Fläche dieser Felder einen Schlüssel zu spüren, der es möglich macht, im Inneren der Zelle, innerhalb der Chromosomen Gene zu finden, in denen es sehr viele Felder gibt und in jedem dieser Felder ist seine eigene Information aufgenommen. Die Aktivierung von so einem Feld in Kombination mit dem Feld in der menschlichen Zelle führt zu einem realen Entstehen der physischen Materie von jedem Niveau und Schwierigkeitsgrad, sei es Regenerierung des Gewebes, der Schlüssel, der auf der Fläche liegt – im Inneren des inneren Körpers des Menschen.

Wenn wir über diese Felder sprechen, muss man unbedingt sagen, dass der Mensch selbst in einem bestimmten Feld und bestimmten Feldern lebt. Und viele Gesetze erklären und helfen dem Menschen bei der Erschaffung der Objekte, die fliegen, schwimmen, diagnostizieren. Das *Feld*, das von dem Menschen in der näheren Zukunft entdeckt wird, und das er ständig in seinem Leben entdeckt, sind die Regeln und Gesetze, die der Mensch für sich selbst und für alle anderen bestimmen wird und die als zielgebunden und global für die Entwicklung jeder harmonischen Persönlichkeit gesehen werden.

Danke.   03.12.07

© И.В. Арепьев, 2010

Der Raum des Menschen und seine Gedanken | Thema 190

Wir haben in den vorherigen Themen über Felder, über den Lebensraum des Menschen gesprochen. Über den Raum, der seinen Anfang in der Seele eines jeden nimmt und sich im Inneren des Menschen und rings um ihn herum durch den Menschen selbst verbreitet – durch seinen Körper, seine Welt, durch die Welt aller Menschen. Dadurch sind wir zu dem Raum gekommen, den der Mensch erschafft und durch seine Gedanken bildet.

Und dieser Raum, den der Mensch erschafft, ist der Lebensraum, in den er andere Menschen und andere Ereignisse einlädt und dadurch seine eigenen Ereignisse erschafft, in denen sich sein Leben widerspiegelt. Der Lebensraum, in dem der Mensch lebt, ist mit dem Lebensraum anderer Menschen verbunden, somit spiegelt er die Welt des Menschen, die Welt, in der es Gott gibt, gab's schon immer und wird es immer geben, wider.

Der Gedanke Gottes ist der Lebensraum jedes Menschen, der Raum, in dem jeder Mensch lebt, in dem er schöpft und in dem er die ganze Welt widerspiegelt. Der Lebensraum des Menschen öffnet vor jedem den Weg, den der Mensch von vorne rein in seiner Seele erschafft wenn er Gott trifft, den er in der Außenwelt als den Weg aller und für alle widerspiegelt. Auf diesem Weg und in diesem Raum spiegelt der Mensch seine Gedanken wider, die im Inneren des Menschen und rings um ihn herum genauso wie in der ganzen Welt ein Signal für den Menschen für die Erschaffung der Handlungen und deren weiteren Realisation darstellt.

Die Gedanken des Menschen spiegeln in vieler Hinsicht wider und erschaffen das Feld, das es im Inneren jedes Menschen gibt genauso wie es im Inneren aller Menschen und rings um sie herum gibt. Einerseits kann man sich das Feld als die Energie vorstellen, die nach Gedanken und Handlungen des Menschen im Licht seiner Seele die physische Materie aufbaut – den Körper des Menschen, die Energie, die nicht nur fähig ist, die erschaffene Information zu tragen, sondern auch diese zu bilden und als ein materielles physisches Objekt widerzuspiegeln.

Daraus kann man bestimmte Schlüsse ziehen, nämlich dass die Welt und der Mensch von Gott erschaffen wurden, durch seine innere Energie. Dann ist es so, dass die Welt und jeder Mensch immer und überall und in allen Räumen miteinander verbunden sind und eine ganzheitliche Handlung, einen ganzheitlichen geistigen Raum und die Handlung Gottes darstellen, in denen die Welt, Gott und der Mensch Eins und ebenbürtig sind, da alles durch die ganzheitliche Energie Gottes widergespiegelt ist. Die Energie und das Licht in ihr drin sind fähig, die Information so zu behalten, dass jeder Mensch alle Objekte in seinem Bewusstsein erschaffen kann und tatsächlich erschafft. Die Objekte, die nachfolgend sofort zu materiellen physischen Objekten werden, sind meistens sehr dicht und das Wichtigste – sehr nützlich für den Menschen.

Die Energie Gottes konzentriert sich im Licht der Seele des Menschen – seelenvolle Energie, die fähig ist, die Persönlichkeit des Menschen zu erschaffen und widerzuspiegeln. Aus diesem Grund, wenn man in vielen Fällen die Genesung und Regenerierung des Menschen aus dieser Sicht betrachtet, kann man sehen, dass das Geschehene vollkommen klar und verständlich ist. Ausgerechnet die Gedanken des Menschen, die den Impuls der Energie, die bestimmte Information der ganzen Welt anzieht, darstellen, konzentrieren sich nachfolgend am Ort, woher der gegebene Impuls ausgegangen ist, mit anderen Worten da, wo er gebildet worden ist.

Für diese mentale geistig-energetische Handlung gibt es keine Hindernisse: nicht in der Rückmeldung, nicht bei der Erschaffung des Objektes, über das der Mensch denkt, dass er es sich ständig wünscht. Diese Information fängt an, sich im Inneren des Menschen zu speichern, indem sie sich in seinen Ereignissen widerspiegelt. Und der Mensch erreicht das gewünschte oder ungewünschte Ergebnis – seinen Gedanken entsprechend. Deswegen wenn man zum Beispiel die Krankheiten des Menschen betrachtet, kann man behaupten, dass diese die Gedanken des Menschen, die inneren Impulse sind, die er in der ganzen und für die ganze Welt verbreitet. Dabei versteht der Mensch nicht ganz, was er sich wünscht und wie dies sich auf ihn und seine Ereignisse auswirkt. Mit dem Verstehen sieht es in gewisser Weise einfacher und verständlicher aus: der Mensch weiß es und wünscht es. Mit dem Nichtverstehen ist es ein bisschen komplizierter, aber im Prinzip auch verständlich. Der Mensch hat in seinem Inneren einen bestimmten Impuls erschaffen, hat mit einem bestimmten Ergebnis gerechnet und hat dieses Ergebnis in einer gewissen Zeit bekommen. Und diese Zeit spielt für den Menschen eine bestimmte Rolle. In dieser Zeit hat sich einiges ereignet, das den Verlauf dessen, was der Mensch sehen möchte, geändert hat, aber die Anfangsimpulse haben angefangen, die Energie und Information zu speichern, um das notwendige Ereignis zu erschaffen, das der Mensch ursprünglich sehen wollte. Die Änderung der Umstände zeigt, dass der Mensch eine sehr starke innere und äußere Steuerung ausübt, da sich ausgerechnet das Ereignis widergespiegelt hat, das der Mensch sich ursprünglich gewünscht hat. Und was die Regenerierung des Menschen betrifft, kann man sagen, dass wenn man es aufmerksam betrachtet, kann man folgendes feststellen: um den Menschen nach einer Krankheit vollständig regenerieren zu können, müssen zunächst die negative Energie und Information aus dem Körper des Menschen ausgeschieden werden. Die Energie, die durch bestimmte Impulse des Menschen die negative Information anzieht und diese im Körper des Menschen speichert; die sich später im Bewusstsein des Menschen in das Objekt unter der Bezeichnung „Krankheit" umwandelt.

Es ergibt sich, dass es in der Welt zwei Informations- sowie Energierichtungen gibt – positive und negative. Die positive Information und Energie füllen den Menschen mit Licht, Handlung und Güte auf. Die negativen leeren den Menschen aus, indem sie das Innere des Menschen und seinen Außenraum mit der negativen Information und Energie auffüllen, die dann als eine Grundlage für die Krankheiten und Probleme dient. Aus diesem Grund erschafft und bringt zum Vorschein der Gedanke des Menschen im Lebensraum so ein Feld, in dem sich alle und alles auf einmal widerspiegeln, in dem die Energie und Information gespeichert und realisiert werden. Deswegen hängen die Diagnose-, Korrektions- und Regenerierungsphasen in dem Prozess der Genesung des Menschen meistens von der Fähigkeit des Menschen ab, die Welt und den Menschen zu betrachten; der Fähigkeit, in den Menschen sein sowie ihr Licht – das Licht der Seele - sehen zu können; der Fähigkeit, die Energie und Information, die ein Grundbestandteil jeder Materie darstellen, zu erschaffen, umzusetzen und zu zerlegen.

Danke.   12.12.07

Der Lebensraum des Menschen und seine Energie | Thema 191

Wir sprechen viel über den Lebensraum des Menschen, über den Raum, der in der Seele und aus der Seele des Menschen wächst, über den Raum, in dem sich das Licht Gottes als das Leben des Menschen widerspiegelt, über den Raum, in dem es alle Menschen gibt und in dem sie leben, über den Raum, in dem es Gott, die Welt und den Menschen gibt, über den Raum, in dem Gott und der Mensch die Welt zusammen erschaffen - die Welt, in der alle Menschen und Gott leben – über den Raum, in dem das Wissen entsteht und sich widerspiegelt, das Wissen, über das ich wie auch die anderen spreche, spreche über den Raum der Welt aller und eines jeden.

Aber alles der Reihe nach, wir fangen das Thema mit Diagnostik und Regenerierung des Körpers des Menschen an, dann gehen wir zur inneren Energie über, die die Information der Welt resorbiert und sich als die Erschaffung des Körpers des Menschen durch die Seele widerspiegelt. Vorhin haben wir darüber gesprochen, zum Beispiel wie man einem Organ negative Information – mit anderen Worten eine Krankheit - wegnehmen kann, indem man diese transformiert; wie man ein Organ erschafft, indem man das Gewebe regeneriert; wie man ein Organ und seine Funktion erneuert; wie man ein Schutzfeld aufbaut; wie man die innere Verbindung zwischen der Zelle, dem Organ, dem Körper und der Umwelt sehen kann. Um im Inneren des Menschen eine Lichtlinie des Lebens und seiner zukünftigen Ereignisse durchzuziehen, lassen Sie uns noch Mal an einem praktischen Beispiel die Funktion und Regenerierung eines physischen Organs betrachten.

Man kann die Organe des Menschen und die Zellen diagnostizieren und eine Pathologie oder Norm feststellen; was genau es sein wird ist davon abhängig, was der Mensch selbst durch seine Gedanken und Handlungen erschafft und mit seinem inneren Impuls anzieht. In dem Impuls speichert die Energie als ein Träger eine bestimmte Information, die sich im Weiteren physisch widerspiegelt, indem sie zum Beispiel in eine Handlung, Gesundheit oder ein Problem für den Menschen übergeht. So eine Diagnostik ist im Menschen durch das Licht erschlossen. Das Licht Gottes in der menschlichen Seele öffnet das Leben und die Welt, in der wir leben, allen und einem jedem und somit öffnet den Weg aller und eines jeden. Die Diagnostik, über die ich spreche und die ich für die Hilfe anderen Menschen anwende, teile ich mit jedem Menschen, der gute und friedliche Absichten hat, Menschen zu helfen. Und zu den anderen Menschen, die Schaden und Zerstörung mit sich bringen, wird das Licht nicht gehen, da das Licht der Seele des

© И.В. Арепьев, 2010

Menschen sein Geist ist, der dem Menschen die Tür in die Welt der Hilfe allen Menschen öffnet. Das Licht gibt es in der Seele jedes Menschen, sein Erschließen ist der Geist gütiger Menschen, die andere Menschen retten, ist der Weg und die Arbeit, die allen hilft, die keinen Schaden zufügt, die den Wille des Menschen nicht beeinträchtigt - in Hinsicht auf die Definition seiner persönlichen Handlungen in der Welt.

Das Licht ist die Quelle der inneren und äußeren Sicht der Menschen der Welt und aller Menschen, der Ereignisse und Handlungen.

Das Licht ist die Quelle der Sicht des Geistes des Menschen, aus der und mit Hilfe deren der Mensch sehen und einem anderen Menschen helfen kann, helfen zu verstehen, zu wissen, gesund zu werden und allen in der Welt zu helfen. Die Quelle des Geistes des Menschen, *in dem die Entwicklung der Seele* durch die Erschließung des Wissens Gottes über den Menschen und die Welt läuft. Die Quelle aller und eines jeden, *die den Weg des Erkennens der Welt durch die Entwicklung des Lebens des Menschen gehen.*

In den ersten zwei Büchern habe ich über die Entwicklung der Parteien, sozialen Bewegungen und verschiedener Richtungen im Leben des Menschen gesprochen. Das Wichtigste und Grundlegende in der Entwicklung zum Beispiel einer Partei oder einer sozialen Bewegung ist die Entwicklung des Menschen selbst; nicht der Partei, ihrer Führer, der Programme sondern in erster Linie - die Entwicklung der Persönlichkeit und der Seeligkeit des Menschen, sei es ein Verein oder eine Bewegung. Aus diesem Grund lege ich allem die Entwicklung des Menschen im Staat und der Gesellschaft zu Grunde und halte es für richtig, solche Aufgaben zu stellen.

Durch den Menschen und mit seiner Hilfe sind wir alle – Menschen – erfolgreich im Aufbau der sicheren Welt aller Menschen. Und solange wir uns und andere in der Entwicklung unserer Persönlichkeit nicht verstehen, werden wir immer etwas oder jemanden suchen, der uns rettet und uns unseren Weg zeigt.

Der Weg des Menschen ist der Mensch, *die Entwicklung des Menschen* ist sein Leben sowie das Leben anderer Menschen. Das Leben, das *Gott* erschaffen hat, ist der Frieden. *Gott* vereint alle Menschen in ihrem Ursprung. *Der Ursprung aller und eines jeden* ist die Seele des Menschen, *die Handlung der Seele* ist das Licht Gottes, in dem es der Geist des Menschen gibt.

Aus diesem Grund - um dieses Thema zu verstehen – werden wir uns mehrmals an die Praxis der Regenerierung eines Organes wenden – wieder der uns bekannten Schilddrüse. Eigentlich können wir jedes beliebige Organ betrachten, sogar das Herz, in dem der Gedanke Gottes, der mit der Handlung des Menschen in der Welt und seinem Weg übereinstimmt, seine Standardfunktion und die Arbeit des Herzens ist.

© И.В. Арепьев, 2010

Derjenige, der die Aufgaben Gottes sieht und diese mit seinen Handlungen abstimmt, hat ein gesundes und normales Herz. Derjenige, der von seinem Weg abweicht und dabei über seinen Willen sowie den Willen anderer Menschen tritt, hat Probleme in seinem Leben und mit der Funktion des Herzens. Es ist nicht leicht zu verstehen und gar nicht leicht, so einen Schritt im Leben zu machen, um diesen Weg zu erschaffen, aber jeder kann das machen, was er in seiner Seele will. Und in der Seele des Menschen gibt es Gott, die Welt und alle Menschen, gibt es alles, was der Mensch für das Leben braucht.

Wenn wir über das Licht der Seele des Menschen und darüber, dass das innere Licht uns die Wahrnehmung der Welt und des Menschen möglich macht, sprechen, können wir ins Innere des Körpers gucken. Eigentlich, wenn wir vom Thema der Diagnostik und der Arbeit bezüglich des Materialverstehens abkommen würden, dann könnten wir uns selbst und andere Menschen durch das innere geistige Sehen betrachten und eine ganz einfache Sache erkennen: das Sehen des Menschen – nämlich seine Position - ist in seinem Leben und seinen Ereignissen sehr interessant strukturiert. Der Mensch sieht eigentlich die Welt aber sieht sich selbst in dieser Welt nicht – sieht das Innere seines Körpers nicht.

Vielleicht ist die Welt viel größer und interessanter als wir uns sie vorstellen, und die Meinung des Menschen ist eine Wand, die uns von der Welt des Guten und der Liebe Gottes abgrenzt? Vielleicht verschließen wir – Menschen - uns vor Gott und seinem Wissen über die Welt und den Menschen und aus diesem Grund können wir uns selbst und andere Menschen nicht sehen und erkennen; können Gott, der immer bei uns ist, nicht sehen? Vielleicht machen wir solche Gesetze und Richtlinien, die uns verletzen und als Persönlichkeit nicht entwickeln; vielleicht gehen wir dorthin, wo es niemanden gibt? Vielleicht aber sehen wir nichts schlechtes, weil die Zeit noch nicht reif ist? Aber die Zeit wird kommen, jemand wird sie den Menschen näher bringen; vielleicht wird er ein großer Mensch sein, vielleicht – ein ganz gewöhnlicher, wie wir alle. Vielleicht haben wir in unserem Inneren Antworten auf alle Fragen? Vielleicht lassen wir rätseln und gucken der Wahrheit in die Augen, der Wahrheit, die es in unserem Inneren gibt, der Wahrheit über die Welt und den Menschen, der Wahrheit über das Glück, die die einzige Wahrheit werden kann und wird? Vielleicht aber war das, was es in diesen Vorlesungen gibt, schon immer in der Seele des Menschen vorhanden?

Wie es sich gezeigt hat, es kann alles sein, wenn der Mensch es weiß. Das Wissen der Menschen befindet sich in ihren Seelen. Wenn man die Situation, in der der Mensch gute und positive Taten erbracht hat, betrachtet, sieht man, dass der Mensch mit positiver Energie und somit mit positiver Information gefüllt ist. Da wo es die negative Energie gibt, ist der Mensch völlig leer, obwohl er sehr selbstbewusst ist. Wenn eine negative Situation entsteht und auf den Menschen drückt, seine Gesundheit und den Menschen selbst trifft, spiegelt sie sich im Inneren des Körpers wider und schlägt auf das äußere Energiefeld wie auf eine Leinwand im Inneren des Menschen ein. Der Fokussierungspunkt, der ein Bestandteil der physischen Zelle ist, beleuchtet von Innen das Organ und bringt die Materie des Körpers, des Organes und der Zelle zum Vorschein. Wenn wir über die Schilddrüse sprechen, können wir das innere Licht sehen und die Außenenergie, die durch die Impulse der Seele die Information über den Körper des Menschen, die Zelle und das Organ, die das Organ selbst und seine Konturen erschafft, anzieht.

Das Licht der menschlichen Seele ist der Geist, die Grundlage dessen das Licht Gottes ist, das die Energie widergespiegelt hat, die die Information in der Kontur, der Form des Körpers, Organes und der Zelle sammelt. Betrachten Sie Ihre Hand durch die Lupe. Was sehen Sie jetzt: Verbindungen, Zelle, Form, Flüssigkeit und wie sie sich hält ohne ihre Körperform zu verlieren, wie sich die Ereignisse und Objekte rings um Sie herum widerspiegeln, zum Beispiel ein Tisch oder ein Stuhl? Was ist der Mensch selbst? Sein Knochengewebe ist kein Gebirge oder Kontinent, sein Muskelgewebe sind keine Pflanzen und Wälder und das Wasser im Körper des Menschen sind keine Meere und Ozeane. Die Zusammensetzung des Meerwassers unterscheidet sich von der Zusammensetzung des Wassers im Körper des Menschen. Und ist die Luft rings um den Menschen herum, die Luft des Waldes dieselbe Luft, die es in den Lungen und im Körper des Menschen gibt? Und wenn ein Bruch eines sehr großen Gebirgsstücks statt gefunden hat, ist es eine Katastrophe für die Menschen, nicht wahr? Dabei gibt es noch mehr Verletzungen des Knochengewebes und nicht weniger? Und wenn Menschen das Wasser verschmutzen, dann werden sie wegen dem schmutzigen Wasser krank, nicht wahr? Wenn die Luft in großen Städten schwer und schmutzig ist, führt es zu Problemen mit Lungen und Bronchien sowie zu Entzündungen des Oberkörpers, nicht wahr? Wenn das Salzwasser Signale und Vibrationen sowie die Akustik widerspiegelt und diese weiterleitet, welche Funktion übernimmt dann das Wasser im Körper des Menschen? Ob es sich daraus ergibt, dass wir alle das Licht sind, das unsere Energie erzeugt, das die Information über die Materie – das Gewebe des Menschen – resorbiert? Was ist der Körper des Menschen? Sind wir alle die Energie, die wir zu erkennen, zu studieren und zu registrieren versuchen, indem wir auf irgendeine Weise zunächst von einer sehr entfernten Seite und dann von einer anderen Seite an sie herantreten? Sehen wir dabei mindestens manchmal die Information, die die Materie erschafft und somit uns die physische Norm des Menschen zeigt? Was behandeln wir oder versuchen zu behandeln, wie erkennen wir oder womit und wodurch erkennen wir?

Ich zum Beispiel lerne immer in meiner praktischen Tätigkeit, diagnostiziere die Energie, die die Information der Welt nach der Lichtform erschafft oder besser gesagt sammelt, dabei erschafft sie und spiegelt den Körper des Menschen wider. Demzufolge ist der Körper des Menschen das Licht Gottes, in dem die Form, die eine individuelle Energie erzeugt, die Information über den Menschen sammelt, der Mensch sammelt sich und der physische Körper bringt sich zum Vorschein.

Das Licht der Seele des Menschen ist seine Persönlichkeit, eine intelligente Persönlichkeit und die Energie und Information sind der Körper, die Organe und Zellen des Menschen. Früher, als ich ein Beispiel bezüglich der Schilddrüse aufgeführt habe, habe ich darüber gesprochen, dass der Punkt der Seele, der ein Bestandteil der physischen Zelle ist, das Gewebe bildet und erschafft und es durch sein Licht beleuchtet – das ist ein Organ und die Widerspiegelung der menschlichen Persönlichkeit in dem Organ.

Die Energie bildet die äußeren Formen und den Schutz als ein materieller Träger, in dem sich die Information über die Welt entwickelt, in der jeder Mensch lebt. Dann wird ein Problem offensichtlich „die Krankheit der Handlungen des Menschen" heißen, die den Menschen in die Sackgasse der persönlichen Ideen und der Einsamkeit führt. Dann ist unsere Meinung – die ist nur unsere – die Wand des Nichtverstehens, die uns hindert, uns selbst zu hören, die Welt und Gott zu sehen. Wie können wir uns verstehen und finden, wenn man das, was ich beschrieben habe sieht – das ist nur ein kleiner Teil des Makrowissens der Welt Gottes und der Rettungstechnologien - und dabei alle Menschen und sich selbst sehen kann; und das Wichtigste dabei ist, dass wir Gott und die von ihm geschaffene Welt aller Menschen sehen können, in der wir uns selbst widerspiegeln. Dann öffnet uns die Technologie der Rettung aller durch das direkte Wissen Gottes den Ort, in dem wir das alles wie Menschen wahrnehmen.

© И.В. Арепьев, 2010

Die innere Energie des Menschen | Thema 192

Da ich in vielen Themen über die Energie spreche, möchte ich über den Weg des Menschen erzählen, für den er seine Energie verbraucht und durch eine Rückwirkung seinen Körper und seine Seele mit der Energie auffüllt.

Jeder Mensch baut in seinem Leben den Weg auf, in dem sich verschiedene Ereignisse seines Lebens widerspiegeln, die der Mensch mit sich selbst, anderen Menschen, der Welt, dem Wissen und seinen Handlungen verbindet. Genauso wie alle anderen baue ich meinen Weg auf und fülle ihn mit dem Wissen der Seele auf, in dem mein Geist der Retter meines Lebens und meines Körpers ist, der Retter und Helfer für alle und einen jeden in ihren Leben. So ein Geist öffnet die Energie des Weges, die für den Menschen einen globalen Charakter trägt, da sie einen realen Weg in der Welt öffnet und unendlich ist. Sie öffnet im Inneren des Menschen die Energie des Körpers und der inneren geistigen Reserven in Form derselben Impulse des Lichts der Seele für die Rettung des Menschen.

Der Geist und die unendliche innere Energie öffnen den Weg für das Wissen, das durch die Realisation der Ereignisse den Menschen in Form des zugänglichen Wissens erreicht, das den Weg der Rettung für alle zeigt. *Die geistige Entwicklung, die Rettungstechnologie, die Hilfe für den Menschen – das alles ist der Weg,* der nach seinem Willen und seiner Wahl, nach seiner Freiheit aller Menschen, die den Weg des Guten und nicht des Bösen gehen, zugänglich ist. Allen Menschen, die den Weg des Friedens und nicht des Krieges, den Weg der Hilfe und nicht der Aggression gehen. Allen, die einen geraden Weg gehen und nicht in eine Sackgasse gelangt sind. Allen, die sich in einer Entwicklung befinden und den Wunsch haben, zu erkennen und keine Mauer oder eine Scheidewand für und vor Menschen zu bauen. Allen, die wissen möchten und nicht den Sinn ihres Lebens zu verleugnen versuchen. Allen, die die Welt der Menschen erschaffen und nicht nur ständig bloß reden und allen Angst machen und sich darauf vorbereiten, dass die Welt nicht mehr existiert oder bald zu Ende gehen wird. Allen, die das Leben erschaffen und entwickeln und nicht die Rechte auf etwas anderes demonstrieren und verteidigen, auf etwas, das nicht aus dem Inneren des Menschen kommt und sein aktives Wesen widerspiegelt.

Das alles ist der Mensch und seine Wünsche, das alles ist das Leben und die Welt aller, das alles ist der Weg der Menschen und ihre Wahl. Das alles hat jeder und haben alle,

© И.В. Арепьев, 2010

und jeder muss nur sich selbst verstehen können, um das alles zu haben und zu erschaffen.

Danke.

Um das Thema der Energie fortzusetzen möchte ich darüber sprechen, dass diese Energie von dem Licht der Seele des Menschen erschaffen und geformt wird, die Seele legt die Parameter des Wachstums und die Formel der Zusammensetzung der Information auf der Basis des Lichtes fest.

In dem äußeren Teil des Lichtes gibt es eine bestimmte Information oder diese Information wird von der Seele des Menschen durch eine direkte Verbindung mit Gott und seinen Handlungen erschaffen. Dieses Licht wird zu der Energie des Menschen angezogen und sammelt das physische Gewebe zusammen. Wir früher erwähnt, ist die Seele des Menschen die ganze Welt, die Seele ist das Licht, das immer und überall anwesend ist. Die Handlung des Lichtes ist die Handlung der Seele durch den Geist. Die Widerspiegelung des Geistes der Seele im Licht der Welt sammelt nicht nur die Materie, sondern spiegelt diese in der Realität wider. Die gesammelte Materie des menschlichen Körpers hat das Licht der Seele genauso wie die Seele selbst. Das Licht hat den Geist, der mit der Energie des Menschen aufgefüllt ist, der durch die Form und Information vereint und befestigt ist, der mit der widergespiegelten physischen Realität ausgestattet ist, was im Grunde genommen die Materie ist.

Aus diesem Grund sehen viele beim Betrachten und Studieren des menschlichen Körpers eine bestimmte Information, die sich in der Energie des menschlichen Körpers befindet und durch den Geist im Licht der Seele gesteuert wird. Alles zeigt darauf, dass der Mensch von Gott erschaffen wurde und das Erkennen von sich selbst und der Welt sowie die Handlungen der Menschen im Bereich der geistigen Entwicklung des Menschen liegt – im breiten Sinne des Wortes.

Aus diesem Grund hat sich der Prozess des Verstehens und der ärztlichen Behandlung in der orthodoxen Wissenschaft nicht weit von der Technologie der Produktion dessen, was der Mensch mit seinen Händen macht, bewegt. Deswegen wird operiert, geschnitten, gebohrt, bestrahlt, Chemotherapie wird durchgeführt und weitere aus mancher Sicht schrecklich normale Prozesse werden durchgeführt. Und wenn man einige Arzneimittel und deren Entwicklung unter heutigen Umständen betrachtet, sieht man, dass dies bloß ein Business ist; ein großes industrielles Business, dessen Zweck nicht immer die Genesung ist. Es wird Zeit für uns alle den Sinn dessen, was mit uns geschieht, zu verstehen. Ich meine nicht zu wissen, ob alles gut oder schlecht ist, sondern die Situation zu analysieren, die Situation, die der Mensch kraft seiner Gedanken und mit seinen Händen erschafft. Andere Ergebnisse können nicht erreicht werden, da es an dem Verstehen der Eckpunkte der Entwicklung des menschlichen Lebens fehlt. Solange die Aufgaben der Entwicklung des Lebens nicht definiert sind, wird eine andere Situation entwickelt und zwar von den anderen Menschen die so wie du und ich sind.

Der Vektor der Bewegung der Menschen ist der Vektor einer sehr starken Energie des Menschen; der Vektor, der alle und einen jeden zum Ziel führen kann, oder nur einen einzigen zu allen anderen, oder dorthin führen wohin der Mensch einfach so geht, der Rest wird sich zeigen. Die Zeit wird es lehren. So entsteht die erste Abhängigkeit des Menschen, da ihm immer die Zeit fehlt. Alle müssen entscheiden, ob sie die Bemühungen in der Erfüllung der Aufgabe der Hilfe für alle und einen jeden vereinen sollen – und dabei soll die Energie des Menschen in erster Linie widergespiegelt werden – oder sich weiter um ihre eigenen Angelegenheiten kümmern. Das muss jeder für sich entscheiden, ich fordere nicht, ich spreche nur über ganz normale Sachen in den Ereignissen des Menschen. Wenn wir das Leben entwickeln, wird es zu der Priorität der Entwicklung der ganzen Welt. Oder wir gehen in die Richtung der Entwicklung des Business der Genesung des physischen Körpers des Menschen, dabei kann sich jeder oder viele - je nach dem Wohlstand – verschiede Behandlungen seines physischen Körpers leisten, vielleicht auch der Seele. In dem Fall wird die Energie des Menschen immer bei ihm bleiben und ihre Vorräte werden von den im Leben gewählten Richtungen und Wegen sowie von dem Wohlstand abhängig sein. Je größer der Wohlstand, desto mehr Energie gibt es, verschiedene Energie: schwere, einfache usw., einfach verschiedene, der Wohlstand ist verschieden, Geld ist verschieden, und verschiedene Menschen haben das Geld mit verschiedener Energie aufgefüllt.

Das Geld ist auch nicht zufällig entstanden. Viele meinen, dass derjenige, der viel Geld hat, auch die Macht hat. Und viele erklären sich damit einverstanden, als ob diese Menschen mit einer bestimmten Energie gefüllt sind. Und heutzutage ist es so und viele finden es richtig. Deswegen ist die Energie in diesem Fall und aus dieser Sicht keine einfache Sache. Diese Energie hilft in vielen Fällen nicht immer den Menschen und wird sogar zu einem großen Problem, und Menschen erzählen darüber anderen Menschen. Allerdings glauben nicht alle solange daran bis sie es selbst anderen erzählt haben. Deswegen werden wir noch über die Energie des Menschen sprechen, sie nicht einmal aus verschiedenen Sichtweisen betrachten und werden dabei versuchen, den Sinn dessen zu verstehen, was wir verstehen wollen, um dies später in unserem Leben richtig einzusetzen.

Danke.   14.12.07

© И.В. Арепьев, 2010

Die Energie und der Raum | Thema 193

Fast das ganze Kapitel haben wir den Themen über die Energie und den Raum gewidmet. Und um dieses Kapitel zu Ende zu bringen und zu einem neuen Kapitel überzugehen, ist es notwendig, einiges, worüber wir gesprochen haben, zu erläutern.

Obwohl im Körper des Menschen ein Organ nicht vorhanden ist – was aus verschiedenen Gründen sein kann, besonders wegen medizinischen Ereignissen – der Raum des Organes bleibt; und wenn der Raum bleibt, hat er vielleicht eine Würfelform? Der Raum besteht aus mehreren Würfeln und in einem der Würfel befindet sich die konzentrierte Energie des Menschen, die in sich das ursprüngliche Bild des Menschen und des Organes des Körpers mit dem notwendigen Set und Umfang der Information trägt, und ist fähig sich in ein physisches Organ umzuwandeln und dabei alle Funktionen und Verbindungen widerzuspiegeln – unter der Bedingung, dass das Licht auf die Energie gerichtet wird. Und wenn es so ist – und das ist so – dann tragen in sich der Körper des Menschen und der Raum im Körper alle gemeinsamen Verbindungen, die fähig sind, jedes beliebige Gewebe des menschlichen Körpers zu regenerieren.

Es stellt sich folgende Frage: lebt der Mensch in einem Raum oder in mehreren Räumen und dabei sieht und weiß er, dass es im Inneren des Körpers mehrstufige Räume gibt, die in sich die ganze Information über die Aufbaustruktur und die Gestaltung des Körpers tragen? Wie soll man die beschädigte Materie im Körper des Menschen widerspiegeln und regenerieren? Wahrscheinlich muss man im Raum des Körpers des Menschen den Ort finden, in dem die Information über das Organ, die Zelle und den Körper, über seine Regenerierung und seine Wiederherstellung und Erschaffung widergespiegelt ist. Wo kann sich so ein Raum befinden? Wie nimmt er die ganze Information über die Materie des Menschen auf? Und wie kann ein Mensch in seinem Inneren die ganze Welt umfassen? Wie lebt der Mensch, indem er das Leben, das ihm Gott geschenkt hat, aufnimmt, entwickelt und akzeptiert? Wie führt ein Mensch den Krieg gegen einen anderen Menschen und weiß dabei, dass es das Leben nicht entwickelt und dass es in diesem Kampf keine Sieger gibt? Woran denkt der Mensch wenn er das alles beobachtet und wovon er sich leiten lässt? Nach welchen Gesetzen leben Menschen, wenn sie sich an das Gesetz Gottes – zu leben - nicht halten? Was unternehmen Menschen, wenn etwas anderes, das auf keinen Fall das reale Leben widerspiegelt, vorrangig ist? Und wer und was ist der Mensch selbst, wenn das Forschen der Materie des Menschen sowie ihre Struktur keine Antwort auf die Frage über der Herkunft des Menschen gibt?

© И.В. Арепьев, 2010

Wer hat die Zeit erfunden und wie ist sie entstanden? Für den Nutzen und die Bequemlichkeit des Menschen oder ihm zum Nachteil? Wer gestaltet die Ereignisse des Menschen, wenn viele sogar nicht wissen, worum es geht? Wie werden die Prinzipien des Menschen eingehalten, wenn der Zeitwechsel nicht nur die Laune des Menschen ändert sondern auch die gesammelten Erfahrungen vieler Menschen transformiert? Wie wird die Information gebildet und wo wird sie gespeichert? Wahrscheinlich befindet sich das alles im Bewusstsein des Menschen, die Information – in der physischen Zelle. Und der Mechanismus einerseits macht das alles nützlich, sogar erforderlich für die Ereignisse aller und eines jeden, und andererseits verkleinert er alles, sodass die ganze Welt in eine einzige Zelle hineinpasst.

Wie können wir das, was wir erschaffen, verstehen? Wie können wir das, was uns von Gott gegeben wurde, akzeptieren? Wie sollen wir darüber verfügen, was uns allen gegeben wurde aber nur wenige es haben? Was ist der Weg des Menschen – seine Persönlichkeit oder seine Freiheit, wenn wir alle denselben Weg gehen? Niemand hat uns gesagt, wohin er geht und wir selbst wissen es nicht. Wie können wir uns selbst verstehen, wenn wir Gott nicht kennen? Und wie können wir Gott verstehen, wenn wir uns nicht kennen und darüber nicht nachdenken? Wie können wir unseren Weg mit denjenigen verbinden, die wir in unserer Seele lieben? Wie können wir unsere Seele verstehen, wenn die Seele die Welt ist? Wenn die Seele das Leben, alle Menschen, du selbst, Gott – Gott, der die Seele des Menschen und alles rings um ihn herum erschaffen hat – ist?

Wie können wir lernen, das zu lesen, was zwischen den Zeilen geschrieben ist und worin in Wirklichkeit der Mechanismus des Entdeckens des Wissens des Menschen liegt? Im Mechanismus selbst oder in den Texten? Worin liegt der Sinn des Wissens des Menschen: im Mechanismus oder im Leben? Natürlich im Leben. Es wäre interessant zu wissen: gibt es im Leben Mechanismen, die es möglich machen, das Leben zu entwickeln? Wie viele Fragen gibt es? Und wie viele Antworten gibt es im gegebenen Thema? Und wie viele Gedanken gibt es im Kopf des Menschen? Und sie alle sind – über das Leben, das Gute, die Welt oder über noch etwas, was der Mensch zurzeit braucht. Wenn der Mensch sein Organ regeneriert, wiederherstellt, woran denkt er, wenn es in diesem Moment keine Zeit gibt dafür aber das Organ da ist? In einem andren Fall gibt es immer Zeit, aber die Organe wachsen nicht. Welche Lebensaufgaben sind erfüllbar und welche Aufgaben sind mild ausgedrückt sehr merkwürdig, trotzdem - wie viel vom bestimmten Wissen der Menschen ist in diese Aufgaben investiert? Es wäre interessant zu wissen: ob viele leben oder spielen? Und worin liegt der Unterschied zwischen dem Leben und dem Spiel? Und was muss man tun, um zu leben und nicht zu spielen? Die

© И.В. Арепьев, 2010

andere Frage werde ich nicht stellen, da um zu spielen man sich nicht unbedingt um das Leben kümmern muss.

Wenn wir das alles erkannt haben, können wir dann unseren Weg verstehen oder spielen wir, da wir nicht den ausgewählten Weg gehen? Wenn wir darüber sprechen, dass wir etwas unbedingt machen müssen aber es nicht machen, wäre es interessant zu wissen: machen wir dies für uns selbst oder für andere Menschen und worin liegt das Interesse des Menschen, wenn er weiß, dass der Weg seines Lebens ein ganz anderer ist? Kann der Mensch auf sein Spiel verzichten um normal und würdig zu leben? Ist die Freude des Menschen seine und anderer Menschen persönliche Freude, die mit dem Verständnis aller in seinem Inneren und seinem Verständnis im Inneren aller multipliziert ist?

Es wäre interessant zu wissen: bringen Bücher Nutzen oder Schaden? Wenn sie keinen Nutzen gebracht hätten, gäbe es dann überhaupt Bücher, und hätten sie dann besonders als die Bücher des Menschen existieren können? Zeigt sich der Menschen durch die Bücher oder treibt er sich in die Enge? Wahrscheinlich ist die Antwort einfach und kompliziert zugleich: wenn Bücher für alle geeignet sind, dann decken sie die Persönlichkeit des Menschen auf; wenn Bücher nur für einen sind, dann verschafft der Mensch meistens unsichtbare Einschränkungen, die lassen nicht lange auf sich warten und kommen unbedingt im Leben und in den Ereignissen des Menschen zum Vorschein. Und wenn das Buch zu einem richtigen Zeitpunkt und an einem richtigen Ort erscheinen soll, dann erscheint es sicher.

Danke. 24.12.07

© И.В. Арепъев, 2010

Die Handlungen des Menschen, in denen es immer das Licht Gottes gibt | Thema 194

In den vorherigen Themen haben wir darüber gesprochen, wie die Energie des Menschen das Organ, die Zelle, den Körper umhüllt. Wie sie den Menschen, seine Handlungen, Ereignisse auffüllt, wie die Energie in sich die Information speichert und die Materie oder eine Struktur der Welt und der Ereignisse des Menschen widerspiegelt.

Wenn man die Energie des Menschen von Innen betrachtet, sieht man, dass diese sich von der äußeren Energie des Körpers, der Organe, Zellen und natürlich Ereignisse unterscheidet. Diese Energie trägt immer und überall in sich das Licht der Seele, das Licht Gottes. Die einzigartige, man kann sogar sagen die außerirdische Energie im Inneren des Menschen spiegelt rings um sich herum die Energie des ganzen Körpers und des Außenraums wider. Und das Licht in ihrem Inneren ist so stark und intensiv, dass es den Menschen in der Welt widerspiegelt, die ganze Welt und die Realität widerspiegelt, alles das in der Welt, was der Mensch erschafft, widerspiegelt.

Was ist das für ein Licht, das den Körper des Menschen widerspiegelt? Lassen Sie uns aber der Ordnung nach vorgehen und lassen Sie uns nicht voreilig sein, wie viele in ihrem Leben auf diese Weise vorgehen und dabei ihr glückliches und freudenvolles Leben außer Acht lassen; sie sehen in ihren Ereignissen etwas ganz anderes als sie sich vorgestellt haben, oder sie möchten es aus verschiedenen Gründen sehen.

Ich bemühe mich, den Mund nicht zu weit aufzumachen und mich exakt und genau an das Thema zu halten. Vorhin haben wir die Prozesse der Regenerierung, Wiederherstellung, Korrektur und der Verjüngung der Schilddrüse betrachtet; haben Beispiele anhand der menschlichen Hand aufgeführt: wenn man die Hand durch die Lupe betrachtet, sieht man die Zellen, die Flüssigkeit – Wasser – Zellzwischenraum; man kann sehen und verstehen, dass unser Körper seine Form mithilfe seiner inneren Reserven hält, die vom menschlichen Auge verborgen sind. Aber es ist klar, dass es sie gibt. Aber wo? Wo ist die Seele, und ob es sie im ganzen Körper des Menschen gibt, wie sieht sie aus und wie kann man sie sehen?

Lassen Sie es uns am Beispiel der Schilddrüse untersuchen und verstehen, obwohl man es am Beispiel jedes beliebigen Organes, jeder beliebigen Zelle sowie des ganzen Körpers machen könnte; aber da wir bereits mit der Schilddrüse angefangen haben, arbeiten wir mit ihr weiter. Lassen Sie uns noch Mal mit dem Verständnis der Technologie und der Prozesse in dem Organ mit den Elementen der Widerspiegelung des einzigartigen kreierenden Lichts anfangen. Wir haben das Organ betrachtet und haben

© И.В. Арепьев, 2010

festgelegt, dass sich der Eingangspunkt in das Organ in Inneren des Körpers befindet. Der Eingangspunkt ist der Punkt der Fokussierung des Lichtes der Seele und der einzigartigen Energie und der Information, die eigentlich das Organ bilden.

Die Prozesse im Organ sind die Prozesse des Aufbaus, der Erschaffung, Widerspiegelung und Reflexion der Welt rings um uns herum. Im Organ – in der Schilddrüse – finden die Prozesse statt, die jeden Tag durch die Realität der Welt und der Ereignisse in der Außenwelt und in unserem Inneren widergespiegelt sind.

Der Eingangspunkt in die physische Zelle und die Zelle selbst ist eine Sammlung der Energie des ganzen Körpers. Mit anderen Worten, man kann es mit der Stammzelle vergleichen, die das ganze Volumen der Information und Energie der Regenerierung des Körpers beinhaltet. Den Mechanismus der Einschaltung dieser Zelle habe ich bereits beschrieben. Aber wir gehen weiter: wir haben tiefgehende Aufgaben.

Das Licht, das im Gestell des ganzen Körpers fokussiert ist, mit der Materie umhüllt und mit Energie aufgefüllt ist, ist das Licht der Seele; das Licht, das man mit bloßem Auge nicht sehen kann und zwar nicht weil die Fähigkeit dazu fehlt sondern weil wir Menschen unser Leben meistens durch das globale System der Information und der Raumenergie betrachten; durch das System der Zeit, der Ereignisse verschiedener Handlungen und Situationen; weil wir mit einer großen Menge verschiedener Systeme, Einrichtungen und Strukturen in Berührung kommen.

Mit anderen Worten, es ist sehr schwer für einen Menschen unter gegebenen Bedingungen seine Aufmerksamkeit darauf zu fokussieren, was er in seinem Inneren, in seinem Körper, zum Beispiel in einer Zelle hat. Hier ist eine sehr starke und geistig entwickelte Komponente notwendig. Ohne Verstehen und Sehen der Seele des Menschen ist der Blick auf die Welt und auf das eigene und andere Leben sehr problematisch. Wenn es eine Deformation und verschiedene Blöcke in Hinsicht auf die Welt, Information und Energie in der Welt im Bewusstsein des Menschen gibt, einen physischen Blick auf viele Dinge und Gesetze der Welt und des Universums zu fokussieren ist ohne Mitwirkung der Seele und des Geistes nicht nur unmöglich sondern auch in vielen fortschrittlichen und gebrauchten Bereichen einfach unrealistisch. Lassen Sie uns aber nicht über das Traurige sprechen, lieber sprechen wir über das Gute. Und etwas Gutes, wie Sie wissen, kommt vielen berühmten Menschen im Schlaf, im Wachzustand oder auf eine andere Weise, was darauf zeigt, dass es einen inneren Kanal gibt, der dem Menschen ein ungewöhnliches Sehen öffnet, das wiederum dem Menschen ermöglicht auf die Weise zu sehen, dass zunächst eine Aufgabe des Menschen gelöst werden kann, dann stellt sich aber heraus, dass dies eine globale Entdeckung war, die behilflich bei der Entwicklung

© И.В. Арепьев, 2010

der Menschen war und auch heutzutage erfolgreich angewendet wird. Und wahrscheinlich, das was früher entdeckt worden war, wird immer für alle Menschen der Welt von Nutzen sein, allen und einem jeden. Solche Entdeckungen sind logisch sogar in unseren Tagen schwer zu erklären, aber es gibt sie.

Also jetzt über das Organ und sein inneres Licht. Das Licht geht durch den Fokussierungspunkt – über den sprechen wir nächstes Mal – und spiegelt die sichtbare Materie wider und - merken Sie sich – dort gibt es keine Zeit. Der Mensch war derjenige, der in der Außenwelt die Zeit eingeführt hat, dabei hat er überhaupt nicht verstanden, dass er sich in vielen Bereichen Grenzen gestellt hat. Er hat sich, wie er gewöhnt war, beeilt aber nicht geschafft rechtzeitig zu kommen. Aber die Einschränkung hat gewirkt, indem sie die Aufenthaltsdauer im gegebenen Raum und im Körper begrenzt hat.

Das Licht der Seele des Menschen spiegelt die Seele des Menschen wider, das heißt dass in jeder Zelle dieses Organes – wie in den anderen Zellen und im ganzen Körper – die Seele, ihr Licht – widergespiegelt ist. Damit das Organ nicht nur existieren kann, sondern auch zu sehen ist, sich auf seinem Platz befinden kann und dazu noch das Leben des Menschen erleben kann, ist in jeder Zelle der Schilddrüse das Licht der Seele des Menschen widergespiegelt. Lassen Sie uns das Licht aus dem Sichtpunkt des Inneren des Organes betrachten. Wir werden eine große Energie in einem intensiven Licht rings um das Organ herum sehen; die Energie, die nicht nur fähig ist, den Körper widerzuspiegeln, sonder auch Berge zu bewegen. Und das ist noch gar nichts, sie ist fähig, Meere und Ozeane durch zwei zu teilen und auseinander zu schieben. Wie kann es sein, dass es im Inneren des Menschen so eine Energie gibt und er sie nicht sehen kann? Der Mensch sieht vieles und weiß vieles in seinem Leben nicht, vielleicht will er es gar nicht, vielleicht glaubt er nicht daran, vielleicht hat er keine Zeit oder braucht es nicht. Es kann verschiedene Gründe geben, aber richtig wäre es, den Menschen selbst zu fragen und die Antwort aus erster Hand zu bekommen. Also wenn man durch seine Seele kraft ungewöhnlicher Energie und des Lichtes ins Innere des Menschen kommt, kann man sich in einem ungewöhnlichen Tunnel wieder finden, der den Menschen mit seiner Seele verbindet, und vielleicht auch mit Gott.

Gott hat die Seele erschaffen. Die Seele äußert sich in jedem Menschen durch seinen Körper. Die Seele ist in jeder Zelle durch die Welt anwesend und zwar – durch die ganze Welt.

Ist die Seele im Körper des Menschen oder wo? Die Seele des Menschen ist mit Gott, die Anwesenheit der Seele in der Welt ist der Mensch.

Wer hat die Seele erschaffen? Gott.

© И.В. Арепьев, 2010

Wenn Gott die Seele erschaffen hat, hat er ihr die unendliche Fähigkeit, das Leben zu erschaffen und zu entwickeln, gegeben? Ja.

Was und wer ist das Leben? Das Leben ist der Mensch, das Leben ist alles.

Wie wächst der Mensch und wie ist er aufgebaut? Aus seiner Seele.

Wen sieht ständig die Seele und mit wem ist sie? Mit Gott, immer und überall.

Und mit wem ist Gott? Mit der Seele des Menschen, wenn er das Leben erschafft. Gott ist das Licht, und das Leben und die Seele sind unzertrennliche Handlungen Gottes, das Leben und die Seele sind das Licht.

Wo ist Gott? Gott ist dort, wo es das Licht gibt.

Wo ist der Mensch? Mit anderen Menschen.

Was ist die Welt? Die Welt ist die Widerspiegelung und Handlung Gottes, in dem jeder Mensch lebt.

Wen spiegelt die Seele immer in ihrem Inneren und rings um sie herum? Gott.

Wer ist Gott für die Seele? Das Leben.

Was und wen spiegelt die Seele in der Welt wider? Die Welt und den Menschen.

Befindet sich die Seele im Körper des Menschen, in seinen Zellen, in den Organen? Natürlich. Die Seele spiegelt denjenigen wider, den sie immer sieht, und sie sieht Gott.

Kann man die Seele zerstören oder vernichten? Natürlich nicht, wie auch Gott nicht.

Die *Aufgabe des Menschen* ist es, sich in seinem Leben mit seiner Seele zu vereinen, indem er die Welt, sich selbst, die anderen Menschen, seinen Weg und am wichtigsten – Gott - erkennt. Die Grundlage der Erkenntnis des Menschen ist das Leben Gottes als die Widerspiegelung der Welt aller Menschen.

Was ergibt sich in dem Fall: das Gott das Leben, das Licht, die Welt und der Mensch gleichzeitig ist? Gott ist der Schöpfer und der Vater für alle und alles? Ja. Wenn der Mensch sagt, dass Gott jemanden bestraffen wird, versteht dieser Mensch offensichtlich im Leben vieles nicht. Gott erschafft im Licht seiner Seele die Seele des Menschen, im Inneren deren sich das Leben und die Welt aller Menschen befinden. Gott schöpft. Der Mensch – indem er Gott bittet, ihm das Leben, das mit Licht und Wissen der Seele begnadet ist, zu schenken – spiegelt seinen Körper wider und verleiht ihm die Fähigkeiten des Bewusstseins, den Weg des Lebens in der Welt der Menschen aufzubauen. Indem er sich selbst näher kommt, die Welt erkennt und Gutes tut, kann er Gott sehen und im Licht des Wissens Gottes seine Seele erkennen.

Wenn der Mensch sich von seiner Seele entfernt, nimmt er sich die Möglichkeit, sich selbst zu sehen und zu hören; andere Menschen, die Welt, seine Seele und somit auch Gott – den Schöpfer des Menschen – zu sehen und zu hören. Der Mensch denkt für

© И.В. Арепьев, 2010

sich und andere den Unwillen und Unwissen aus und verbirgt es hinter dem Gedanken darüber, dass Gott ihn bestrafen wird; dabei vergisst der Mensch, dass er ursprünglich Gott gebeten hat, ihm das Leben und seine Entwicklung zu schenken. Der Mensch selbst und niemand sonst schafft für sich selbst unerträgliche Lebensbedingungen in der Welt und auf der Erde. Er treibt sich in die Enge, er erfindet und lässt merkwürdige Krankheiten in die Welt hinaus raus und weiß nicht, wie man diese behandeln soll. Der Mensch bringt sich um sein Glück und manchmal raubt er den anderen dieses Recht. Der Mensch leitet die Verteilung der Konfession in die Wege, diskutiert darüber mit anderen und beobachtet immer die Reaktion der Mehrheit darauf. Er selbst erschafft das, dem er in seinem kurzen Leben folgt und beschuldigt andere für seine Fehler. Er hält sich an seiner Macht fest, dabei erzählt er den anderen, dass sie diese nicht brauchen.

Gott existiert und ist der Beweis dafür – wir alle sind die Seele, und der Beweis dafür – unser Körper. Wir alle existieren, wie Gott in uns und unseren Seelen existiert, weil die Welt existiert. *Die Welt existiert und sie ist unzerstörbar, wie die Seele des Menschen, weil Gott existiert.*

Wenn wir das innere einzigartige Licht und seine innere Energie sehen und ergründen, können wir uns an einem einzigartigen Ort wieder finden, dort wo sich unsere Seele aufhält. Wenn wir unsere Seele sehen, können wir Gott sehen und mit ihm kommunizieren. Aus diesem Grund ist unser Körper unser irdischer Weg. Lassen Sie uns diesen Weg gehen und unser Leben sowie das Leben anderer Menschen entwickeln, entwickeln auf der Grundlage unserer Seele und im ständigen Kontakt mit Gott, mit dem Gott aller Menschen, mit dem Gott des Friedens und des Lebens aller.

Danke. 26.12.07

Kapitel XXII

Das Licht der Seele des Menschen ist das Licht Gottes | Thema 195

Im letzten Thema des ersten Kapitels sind wir bis zu dem Punkt gekommen, an dem wir verstanden haben, dass es einen bestimmten Ort in der Welt und im Körper des Menschen gibt, an dem sich die Seele des Menschen befindet.

Die Seele gibt es dort, wo es den Menschen gibt.

Die Seele gibt es dort, wo es Gott gibt, Gott befindet sich immer im Licht, Gott ist das unendliche Licht der Welt und aller Menschen, Gott ist die Quelle, die das ewige und unendliche Licht erschafft. Aus diesem Grund trägt die Seele in sich das Licht des Wissens Gottes und spiegelt dieses in der Welt aller Menschen durch den Körper des Menschen wider.

Die Seele des Menschen sieht Gott und kann immer mit ihm kommunizieren, die Frage ist, ob der Mensch es genauso kann. Ob der Mensch von seiner Seele weiß und diese sehen kann? Ob der Mensch den Glauben hat, der die Seele durch das Licht des Wissens öffnet? Ob der Mensch versteht, dass es die Rettung und Hilfe für Menschen gibt, dass es in der Welt Frieden geben muss?

Man kann über vieles sprechen, man kann darüber diskutieren, aber um die Welt, das Leben und den Menschen muss man sich kümmern; die Vorsorge aller Menschen liegt in der Entwicklung; in der Entwicklung, in der wir unseren Weg sowie den Weg anderer Menschen, die Freiheit und die Wahl, sich selbst und andere Menschen als normale Menschen sehen.

Die Norm der Menschen ist ein harmonisches Leben. Derjenige der das Leben entwickelt, hat nicht nur die Vorstellung über den Menschen und seine Norm, sondern lebt selbst nach dieser Norm und entwickelt sich dabei in die Richtung, in der die zukünftige Entwicklung der Welt aller Menschen verständlich ist; der Welt, die komfortabel und ruhig ist und nicht umgekehrt – unsicher und unbehaglich.

Wie und auf welche Kosten leben wir, warum wachsen wir, warum ändert sich etwas? Dadurch, dass wir etwas in unserem Leben erkennen, erkennen wir offensichtlich das Licht Gottes, das als ein großer unendlicher Strom in und durch unsere Seele und in unserem Körper, in unseren Zellen, in das Bewusstsein fließt; das Licht, das alles was wir sehen und erschaffen ist.

Das Licht des Gottes ist die Quelle der Widerspiegelung des Lebens des Menschen, und nicht nur die Widerspiegelung sondern auch die Schöpfung und Mitwirkung an der Schöpfung, in der es den physischen Menschen gibt.

© И.В. Арепьев, 2010

Das Licht spiegelt den Körper Gottes durch den Körper des Menschen wider; der Gedanke Gottes – durch die Ereignisse und das Leben der Menschen; die Handlungen Gottes – dadurch, dass alle verstehen, dass wir die Welt schonen müssen und dabei das Gute des Menschen vermehren, das Gute, das durch die Liebe und Hilfe für alle vergrößert wird.

Wie retten wir die Welt aller Menschen? Durch die Widerspiegelung des Lichtes unserer Seele, indem wir immer die Welt aller Menschen und das Leben zusammen mit Gott sehen und erschaffen.

Was gibt Gott dem Menschen? Alles.

Und was nimmt der Mensch von Gott? Nur das, was er in seinem Leben versteht, das was für die Hilfe für alle und einen jeden notwendig ist.

Wer ist der Mensch? Der Mensch ist das, was er in seinem Leben versteht, das was für die Hilfe für alle und einen jeden notwendig ist.

Die Seele des Menschen spiegelt in ihrem physischen Körper das Bild desjenigen wider, den sie sieht; die Seele spiegelt das Licht der Schöpfung desjenigen wider, den sie und ihr Licht erschafft.

Die Seele des Menschen spiegelt das Leben des Menschen dann wider, wenn Gott ihr dieses Leben gibt.

Die Seele spiegelt das Wissen Gottes wider, das dem Menschen hilft, sich harmonisch und friedlich mit anderen Menschen zusammen zu entwickeln.

Die Seele des Menschen ist immer mit Gott und der Mensch selbst mit der Seele in seinem Inneren ist meistens mit anderen Menschen. Und manchmal vergisst er denjenigen, der ihn erschaffen hat und immer auf ihn wartet.

Die Seele des Menschen ist das Wissen der Welt, aber der Mensch stellt sich manchmal über die Welt aller Menschen und dabei verstärkt er sein ICH durch Angst und Macht.

Die Seele des Menschen zieht es zu Gott, da Gott die Quelle des Wissens und des Lebens ist, den Menschen selbst zieht es manchmal zu Geld, Verführung, Betrug und Macht.

Die Seele, die mit Gott ist, bleibt immer mit ihm, aber der Mensch kann ohne Seele nicht existieren. Der Mensch versteht es nicht immer sofort, er sieht seine Ereignisse als Aufstieg seiner Kariere und seinen Aufstieg über anderen Menschen, dabei vergisst er das Wissen und den Weg der Seele, die Entwicklung des Sehens der Seele, er tauscht das Licht und die Sicht der Seele gegen die physische Sicht, die ständig manche labilen und gleichgültigen Menschen zu fremder Arbeit und fremden Gütern verlockt.

© И.В. Арепьев, 2010

Man will immer alles auf einmal haben, und das Fremde ist immer besser als das Eigene, fremde Gedanken sind immer verständlicher, aber in der Kombination mit den eigenen Gedanken beeinflussen sie einfach verblüffend die Realität anderer Menschen. Der fremde Gedanke ist das Werk des Menschen. Wenn der Mensch die Gedanken und richtigen Handlungen anderer Menschen respektiert, tut er sich selbst gut und auch den anderen. Wenn der Mensch anderen ihre Gedanken raubt, gelangt er in eine Sackgasse und bringt auch andere hinein; er bringt sich um das Wissen und sperrt somit den Weg der Entwicklung seiner Seele ab, da er nur die Energie der Menschen nutzt, die offensichtlich die Situation in ihrem Leben und im Leben anderer Menschen nicht ganz sehen und verstehen. Es entsteht ein verwirrtes Spiel, in dem das Licht und das Wissen der Seele verloren gehen, und andere gibt es nicht, deswegen geht das Spiel weiter und die Regeln werden verschärft, die Spieler werden weniger und weniger, das Wissen geht verloren. Letztendlich vergisst der Mensch, warum er gekommen ist und worum er gebeten hat.

Die Entwicklung des direkten Wissens der Seele hat immer eine einfache Aufgabe – den Menschen zu lehren, sich selbst zu helfen nicht mithilfe von Leitsätzen, sondern mit Taten.

Die Tat des Menschen ist die Entwicklung des Lebens, des Wissens, der Hilfe für andere Menschen und der Welt.

Die Tat des Menschen ist der Weg zu Gott, die Vereinigung mit seiner Seele.

Die Tat des Menschen im Leben ist zu wissen und exakt und richtig zu gehen und sich in der Finsternis nicht zu verlaufen.

Die Tat des Menschen ist es anderen Menschen zu helfen.

Die Tat des Menschen ist es die Liebe Gottes aufzunehmen und sein Herz nicht zu verhärten.

Die Tat des Menschen ist es direkt und ehrlich die Wahrheit zu sagen und seinen eigenen oder anderer Menschen Betrug nicht zu unterstützen.

Die Tat des Menschen ist es das ihm gegebene Wissen zu verstehen und aufzunehmen und seinen weiteren Weg zu sehen und nicht in seinem Leben etwas zu suchen, was nicht existiert.

Die Tat des Menschen ist es immer dankbar zu sein und in seinem Inneren immer die Dankbarkeit an Menschen zu tragen.

Die Tat des Menschen ist es zu leben.

Also lassen Sie jeden seine Sache machen, da wir alle eigentlich eine gemeinsame Sache machen, das ist eine gemeinsame Handlung, die Handlung die sich auf alle ver-

breitet, da das Leben des Menschen die Welt aller Menschen ist und davon, wie jeder seine Lebensaufgabe versteht, wird der Weg aller Menschen abhängig sein!
Danke.   27.12.07

Der Fokussierungspunkt im Körper des Menschen | Thema 196

In diesem Thema geht es um den Fokussierungspunkt im Körper des Menschen. In den vorherigen Themen haben wir über die Regenerierung, Wiederherstellung, Verjüngung und Korrektion des Körpers, des Organes, der Organe und über die Zelle des Menschen gesprochen. Wir haben viele Beispiele für die Regenerierung der Schilddrüse aufgeführt, und auf deren Basis – ich meine den technologischen Teil – anderer Organe und des ganzen Körpers. In dem Prozess wurde kurz der Fokussierungspunkt erwähnt, der ein Bestandteil der physischen materiellen Zelle ist. Durch den Punkt geht das Licht durch und erschafft ein Organ, durch den Punkt geht der Energiestrom durch und die Materie des Gewebes des Körpers und des Organes wird auf- und zusammengebaut. Es wird Zeit kurz über diesen Fokussierungspunkt zu erzählen. Warum kurz? Weil wir den riesigen Körper des Menschen und den Mechanismus der Regenerierung des Gewebes betrachten.

Der Fokussierungspunkt besteht aus sieben bis neun aufeinander überlagerten Sphären, die diesen Punkt bilden – als ein Eingangs- und Ausgangspunkt des Körpers, Organes und der Zelle. Warum den Punkt des Ausgangs und Eingangs werde ich Ihnen erklären. Das ist ein *Eingangspunkt*, weil er das Licht in den Körper des Menschen, in seine Organe und in die Zellen reinbringt und fokussiert. Das ist ein *Ausgangspunkt,* weil durch diesen Punkt sich das Licht an einem anderen Ort sammelt und somit den Schutz für den Menschen bildet; dann bildet es ein neues Organ, eine neue Zelle, indem es in den Körper rein- und aus dem Körper rausgeht. Der Punkt, der aus den Sphären gebaut ist, stellt aus der Sicht der Außenseite des menschlichen Körpers dessen Umhüllung von ihnen dar. In ihrem Inneren sind diese Sphären durch das Licht widergespiegelt und durch die Seele gebildet – wie der Weg der Seele in der Schöpfung des Körpers des Menschen. Man kann sagen, diese Sphären bilden aus Hüllen rings um den Menschen herum eine Aura auf der Fläche des energetischen Körpers – Chakren, die aus derselben Zahl der Sphären bestehen.

Man kann sagen, dass wenn Menschen den Himmelsmenschen beschrieben haben, haben sie im Grunde Sephire beschrieben und haben jeder Sephire ihre eigene Bezeichnung und ihren eigenen Sinn gegeben. Aber der Kern bleibt derselbe: jede Sephire besteht aus sieben oder neun Sphären oder Ebenen, hinter denen sich die heiligen Texte befinden. Und derjenige der dies gesehen und gelesen hat, gewinnt die Kraft um die

Menschen in der Welt zu retten. Mit dieser Kraft bekommt er auch eine große Verantwortung für sein persönliches Entsprechen dessen, was er gesehen und bekommen hat. Wenn der Mensch die heiligen Texte, das heilige Buch des Lebens liest, gewinnt der Mensch die Fähigkeit, die er in seiner Seele öffnen muss. Heilige Schriften, heilige Texte öffnen die Seele des Menschen so weit, dass nicht jedes Bewusstsein das, was der Mensch gesehen, verstanden und bekommen hat, umfassen kann. Diese Sphären sind immer in unserem Leben präsent und derjenige, der die erste Sphäre zurückgelegt hat und fähig ist, weiter zu gehen, geht in die zweite Sphäre über und geht weiter, dabei erlangt er neue Fähigkeiten und Erfahrungen sowie neue Menschen.

Die Sphäre der Ereignisse und Neuigkeiten eines jeden von uns wächst ständig und ihr Wachstum ist davon abhängig, was für einen Weg wir gewählt haben und was wir auf diesem Weg erschaffen. Die Schritte des Menschen kennzeichnen seine Handlungen, die Handlungen bestimmen die Sphäre unserer Entwicklung. Wir entwickeln uns und verstehen, wie es weiter gehen soll und wohin wir gehen müssen. In dem Zusammenhang möchte ich ein aus meiner Sicht ganz einfaches Beispiel aufführen. Auf der ersten Seite des Buches „Vermächtnis der kommenden Zeiten – die Bibel der Zukunft" gibt Gott dem Menschen eine Sphäre. Wenn man analysiert, was das für eine Sphäre ist, die Gott gibt, sieht man, dass es die Sphäre des Wissens ist. Mit ihr zusammen gibt Gott die Verantwortung, dieses Wissen in der Form weiter zu leiten, in der Gott es gegeben hat. Deswegen, wenn der Mensch in seinem Leben neue Sphären des Wissens entdeckt, muss er seine Aufgabe erkennen, in der er unbedingt ein positives Ergebnis für alle sieht. Das Ergebnis der Hilfe für den Menschen wird eine neue Sphäre der Tätigkeit und Offenheit des Wissens für den Menschen selbst öffnen. Die verbundenen und mit dem Guten des Menschen multiplizierten Sphären zeigen den Weg, auf dem der Mensch unbedingt Gott begegnet, den Menschen offen – Gott tut alles offen - mit Handlungen beschenkt, mit Handlungen bezüglich Weitervermittlung des Wissens für alle Menschen. Aus diesem Grund platziere ich am Ende des Buches das Zeichen der Unendlichkeit der Erde und des Himmels, das Zeichen des Friedens, somit erzähle ich offen den Menschen, wie und von wem ich das Wissen bekomme und bekommen habe, und zeige den Weg des Wissens anderen Menschen. So eine Handlung des Menschen bildet eine mächtige Lichtsteuerung in der Rettung der Menschen und Erschließung ihres Wissens der Seele durch den Glauben des Menschen. Der Glauben auf diesem Weg stellt die Erschließung des Lichtes dar, die das Wissen der Seele beleuchtet. Deswegen gehen wir noch mal zu dem Eingangspunkt, zu den Sphären und deren Steuerung zurück und können mit Sicherheit sagen, dass die Technologie der Steuerung

© И.В. Арепьев, 2010

und Erschaffung der Sphären im Inneren des Menschen und rings um ihn herum eine mächtige Quelle des Lichtes ist, das in seinem Inneren erschaffen kann, was an sich die Rettung aller Menschen ist.

Die Technologie der Steuerung der Sphären ist die Quelle des Aufbaus der Welt und des Menschen durch ihr Verständnis, Verbindung und Überdeckung.

Die Technologie des Aufbaus und der Steuerung der Sphären ist der direkte Beweis des Vorhandenseins der Handlung Gottes in den Handlungen des Menschen, da mithilfe dieser Technologie jeder Mensch gerettet werden kann. Das Erlernen der Technologie des Aufbaus der Sphären durch den Menschen gleicht sich der Technologie des Erschaffens und Widerspiegelung des Lebens des Menschen, das - wie auch die Seele des Menschen - sich in der Sphäre entwickelt.

Aus diesem Grund habe ich am Anfang über die einfache Richtung dieses Themas erzählt, da sie durch die Sphäre des Erschaffens des Menschen eine neue Sphäre des Verstehens und des Aufbaus eines neuen Lebens in der ganzen Welt öffnet. Das kanonische, natürliche und fundamentale Verstehen und Öffnen der Sphäre erschließt im Bewusstsein und in der Seele des Menschen den Weg zu Gott; den Weg auf dem die harmonische Entwicklung des Menschen am wichtigsten erscheint.

Derjenige, der es erkannt und darüber erzählt hat, ist immer näher zu Gott aus der Sicht seines menschlichen Wissens, näher aus der Sicht des Verstehens seiner und anderer Menschen Aufgaben und der Richtungen der Wege, auf denen alle Menschen gerettet werden können.

Danke.

27.12.07

Sephiren | Thema 197

Im vorherigen Thema haben wir ein bestimmtes Thema angesprochen, das von dem Menschen erforscht wird und die Rolle des Sinns der Sephiren betrifft. Man kann darüber viel sprechen: einfach und kompliziert, bunt und mit vielen Kleinigkeiten. Aber da wir das Thema schon angesprochen haben, möchte ich Folgendes sagen.

Die Sephiren sehen im Raum und in der Zeit wie Linien, wie mit einander verbundene Informationsschichten aus. Wenn man eine Schicht betrachtet, kann man verschiedene Häuser in jeder Sephire sowie seine persönliche Information sehen. Jedes Sephire-Haus hat neun Sphären, die in die Tiefe der Schichten hineingehen – zu dem echten Haus und der Information. Wenn man von oben - von der ersten Schicht - aus guckt, sieht man, dass die Sphären kleiner werden und die in den Sphären enthaltene Information sich verdichtet, dabei wird sie auf den ersten Blick präziser aber an manchen Stellen scheint sie unvollendet zu sein. So eine Sehensart und so ein Verständnis kommen nur auf den ersten Blick zum Vorschein, in Wirklichkeit gibt es in der nächsten Schicht der Sphäre, die aus der Sicht der Größe und des Umfangs viel größer ist als die erste, nicht nur ebenso viel mehr Information, sondern ist diese viel verständlicher und erklärt detaillierter den Sinn der Geschehens in der Welt und mit dem Menschen.

Die erste Ebene - die Schicht – *ist bildlich*. Und wenn wir alle bedeutsamen Bilder vereinen, können wir einen bestimmten kleinen Teil der verschlüsselten Information bekommen. Beim Fort- oder Nähebringen erschließt sich die Information nicht und zeigt keine weiteren Schritte. Antike Zivilisationen waren sich bewusst, was sie erschaffen haben. In den Sephiren, in den Schichten gibt es einen verschlüsselten Schlüssel. Und wenn wir alle Schichten vereinen, können wir das Bild des Schlüssels in der Projektion des Raums und der Information bekommen. Wenn wir den Raum der Sephiren richtig aufschichten, bekommen wir nicht nur das Schlüsselzeichen sondern auch das Symbol der Sonne, das aus vielen Sphären mit der zentralen Sphäre in der Mitte besteht; wir bekommen die Abbildung der Sonnenstrahlen, die auf die Sterne und Planeten gerichtet sind; bekommen ein Gerät, das kosmische Wege zeigt. Und der sich ergebene Schlüssel zeigt die Tür, die zu seiner Zeit eine gewisse Kinderfigur aus dem berühmten Märchen „Pinocchio" geöffnet hat. Übrigens zeigt das Verständnis und Orientierung des Gerätes aus den Sephiren die Tür in das wunderschöne magische Land, die mit diesem Schlüssel geöffnet wird. Aber um hinein kommen zu können, muss man die Schichten,

© И.В. Арепьев, 2010

ihren Kern und Sinn richtig beschreiben und sein Teil des Schlüssels in dieser Schicht bestimmen können.

Die Sephiren, in denen der Mechanismus der Orientierung im Weltraum verborgen ist, zeigen Bilder von einer Frau und einem Mann, Bilder vom Urmenschen und die Ergebnisse ihrer ersten Früchte auf der Erde. Diese Ergebnisse – vielleicht auch Gegenstände – tragen in sich die Antworten auf viele Geheimnisse der Welt, die offensichtlich bis jetzt unaufgeklärt bleiben.

Das Bild des Menschen orientiert das Bewusstsein *auf die Entwicklung des Denkens durch die Bilder* dessen, was der Mensch am Anfang für die Langlebigkeit und Prosperität des Lebens in der Welt erschaffen hat.

Eine zusammengelegte Konstruktion öffnet dem Menschen den Weg in den Raum, aus dem der Mensch ausgetreten ist, in den Raum, in dem der Mensch mit Gott gesprochen hat und sein Testament bekommen hat: wo und wie zu leben, wonach zu streben und was zu sein und zu werden. Wenn der Mensch diese Richtung einschlägt, wird er wieder sich selbst finden und wird die Welt, in der der Mensch und Gott Eins sind, wieder finden.

Der zusammengebaute Mechanismus öffnet die echte Bedeutung des Textes der Schrift und alle Elemente der Formulierung und Interpretation. Zunächst gibt die Wahrhaftigkeit der Texte das Verständnis des Lebens, der Welt und des Menschen, dann – das Verständnis dessen, was der Mensch in den Text und Sinn, den er sieht und akzeptiert, reininterpretiert. Somit öffnet sich der Sinn nicht nur der materiellen Sachen sondern der Sachen, die vor dem Auge des Menschen verborgen sind.

Der echte Text der Schrift öffnet die echte Welt des Menschen und nachdem, was ich gesehen habe, unterscheidet sie sich in allen Parametern von dem, wie wir leben, denken und dem, was wir dabei machen. Unsere Fähigkeit alles vollkommen und einheitlich wahrzunehmen hat offensichtlich die Ebene des Verständnisses des Menschen nicht erreicht: es gibt sehr viele alltägliche Geschäfte, die erledigt werden müssen, die die Teilnahme des Menschen fordern – wie auch das Reaktionssystem, das der Mensch erschaffen hat; und die Aufgaben der Gesundheit sind für den Menschen erstrangig. Aus diesem Grund wird die Dekodierung der Texte sowie deren Übersetzung in unsere moderne Sprache einige Zeit in Anspruch nehmen – so viel wie der Mensch braucht. Auf jeden Fall gibt es einen Orientierungspunkt für jeden Menschen, es gibt die Wahl, die Sehensart und das Verständnis, es gibt die Aufgabe, die Zukunft zu verstehen; und wenn es diese Aufgabe gibt, dann kann sie auch gelöst werden. Wenn es so ein Wissen

© И.В. Арепьев, 2010

gibt, dann ist die Zeit reif, es dem Menschen zu erschließen und in diesem Wissen den Weg zu Gott zu erkennen.

Ich danke dafür, dass Sie an diesem kleinen Seminar teilgenommen haben, aber ich sehe, dass alle sehr viel Arbeit haben. Und es stimmt wirklich.

Danke. 28.12.07

Das Bewusstsein des Menschen | Thema 198

Im Thema „Das Licht der Seele des Menschen ist das Licht Gottes" haben wir über die Seele gesprochen, wir haben über den Ort, an dem Gott die Seele des Menschen schöpft, an dem die primäre Seele immer Gott sieht und mit Gott ständig kontaktiert, über die Schöpfung des physischen Körpers durch die Seele gesprochen.

Das konzentrierte Licht der Seele baut den Körper des Menschen in einem physischen Raum *auf* – nach der Aufgabe der Seele. Am Beispiel mit der Schilddrüse kann man sehen, wie die Materie erschaffen wird – das Gewebe physischer Zellen, des Organes und Körpers. Obwohl man an dieser Stelle erwähnen muss, dass das ganze Gewebe des Körpers auf eine andere Weise aufgebaut wird, und damit meine ich ein anderes Beispiel. Es ist von Grund auf anders, es ist räumlicher, es geht von Gott zum Menschen, es geht durch die Seele und den aktivierten inneren Impuls auf so eine Weise durch, dass die Seele sich an ihren physischen Körper erinnert und ihn nach den geschehenen Ereignissen und nach der vorhandenen Information und Energie wiederaufbaut. Mit anderen Worten *baut die Seele des Menschen das Gewebe aus den vergangenen Ereignissen und sieht dabei vor sich die Persönlichkeit des zukünftigen Menschen, der mit der Gegenwart verbunden ist.*

Der Regenerierungs- und Heilungsprozess unterscheidet sich von dem Impuls insofern, dass eine Krankheit die Energie und Information lahm legt genauso wie sie die Ereignisse des Menschen in seinem Körper in ein begrenztes System hineinführt, das seinerseits dem Menschen seine zukünftigen, vergangenen und gegenwärtigen Ereignisse wegnimmt; dieses System spiegelt sich als eine negative Struktur wider, indem es den Menschen zerstört und ihm keinen Weg zeigt. Ich erzähle über den technologischen Teil um ein tieferes Verständnis der Technologie zu sichern. Man soll verstehen, dass der Impuls für den Menschen und in seiner Seele derselbe Impuls ist, aber ich habe verschiedene Vorgehensweisen für das Erreichen der Ergebnisse in diesem Bereich gewählt. Man muss nichts tun, sogar umgekehrt, man muss alles zum Eins bringen und dieses Eins ist der Mensch selbst.

Das Licht der Seele im Körper des Menschen, in den Organen, in den Zellen, das Licht, das das Gewebe und die Ereignisse des Menschen widerspiegelt, ist das Bewusstsein des Menschen. Die Frage ist, ob Sie Ihr Bewusstsein in Ihrem Körper erkennen können. Ich werde ein ganz einfaches Beispiel für das Definieren der Bewusstseinsbereiche aufführen. Ich nenne sie Bereiche und zwar aus dem folgenden Grund.

Die Erkennung und Wahrnehmung von sich selbst im Inneren ist ein Bereich, ich wiederhole mich, wir werden es so nennen.

Die äußeren Ereignisse sind ein anderer Bereich, *die Ereignisse eines anderen Menschen* sind der dritte Bereich, der aus den äußeren Ereignissen und der Gesundheit des Menschen besteht.

Die Erkennung von sich selbst und eigener Ereignisse ist ein weiterer Bereich des Bewusstseins, aus dem Sie das Wissen Ihrer Seele und das Wissen darüber, wie Sie in einem bestimmten Moment handeln sollen, schöpfen.

Der Bereich der inneren Gesundheit und der äußeren Ereignisse sind für Sie immer aktive Bereiche, die Sie mit besonderer und ständiger Aufmerksamkeit behandeln und daran teilnehmen.

Der Bereich des Verständnisses und der Erkennung von sich selbst, von eigenem Wissen, von dem Wissen der Seele und der Welt ist für Sie ein besonderer Bereich, in dem Sie einen neuen Bereich und eine neue wunderschöne Welt und Ihren Weg, die Welt neuer Menschen, die Welt neuen Verständnisses entdecken können.

Die Grundidee des Themas liegt in dem Verstehen dessen, dass das Licht der Seele im Menschen, in seinem physischen Körper sein Bewusstsein ist. Aus diesem Grund bildet die geistige Entwicklung die Priorität der Entwicklungsaufgaben jedes Menschen.

Die Priorität, in der das Bewusstsein des Menschen seine Seele sieht, den logischen Weg zu der Seele bildet. Es kann aber sein, dass dieser Weg nicht der Weg ist, auf dem die Vereinigung stattfindet, die darin liegt, dass der Mensch seinen Platz findet und somit – sich selbst und seine Seele; erkennt die Welt und Gott, findet das Verständnis und Akzeptanz des Wissens des Lebens und erschafft einen wirklich harmonischen Weg für die eigene und anderer Menschen Entwicklung.

Wir denken oft in unserem Leben, dass wir den richtigen Weg eingeschlagen haben. Es ist aber nicht so, da wir sogar nicht wissen, wie die von uns erschaffenen Ereignisse sein werden, wir wissen sogar nicht, wie der nächste Tag sein wird. Wie können wir dann das steuern, was wir gar nicht kennen? Und wenn wir es kennen, welche Werkzeuge besitzen **wir**, die wir unabhängig von Ereignissen anwenden können? Es ergeben sich viele Fragen, die sehr schwer zu beantworten sind, obwohl jeder eine Quelle des Lichtes des Wissens in seiner Seele hat. Wenn der Mensch die Quelle des Wissens in seiner Seele sieht und weiß, dass sie da ist, weiß er auch, wie er das Leben erschaffen soll. Und das ist die wichtigste Aufgabe aller Menschen in der Welt.

Wenn wir noch Mal zu den Aufgaben der Heilung des Menschen zurückgehen, sehen wir, dass die wichtigste Aufgabe wie folgt aussieht: man muss den Menschen über-

© И.В. Арепьев, 2010

zeugen, gut und glücklich zu leben. Und diese Aufgabe nimmt die meiste Zeit in Anspruch. Wenn man analysiert, warum es so ist, kann man daraus schließen, dass es an dem Unwissen des Menschen liegt. Damit der Mensch geheilt werden kann, muss er davon überzeugt werden. Deswegen ist *das System der Vermittlung des Wissens der Rettungstechnologie das Beibringen dem Menschen des Verständnisses dessen, dass der Mensch verstehen soll, er soll lernen, sich selbst und anderen Menschen helfen zu können* und in Zukunft keine Probleme erschaffen, die ihn und andere Menschen daran hindern, normal zu leben.

Wenn Sie die den Sinn der Technologien der Rettung verstehen, lösen Sie die vor Ihnen gestellten Aufgaben, gut und glücklich zu leben.

Lassen Sie uns in diesem Sinne kooperieren und das Leben des Menschen entwickeln.

Danke. 30.12.07

Die Zelle im Körper des Menschen und ihre Kooperation mit den anderen Zellen und mit dem ganzen Körper. Teil 1

Thema 199

In diesem Thema werden wir die Kooperation der physischen und informativen Zellen im Körper des Menschen betrachten. Aber zunächst möchte ich erzählen, woher dieses Wissen in der Seele des Menschen kommt.

Erstens, *das ganze Wissen über die Welt und den Menschen gibt es in der Seele jedes Menschen* und um dieses sehen und widerspiegeln zu können, muss man die Aufgabe der Hilfe für die Menschen erkennen und lösen können. Der Glauben des Menschen öffnet die Tür des Lichtes der Seele, in der es das ganze Wissen gibt; und um dieses Wissen widerzuspiegeln und es in den Ereignissen und Handlungen zu erlangen, muss der Mensch die Aufgabe aufbauen, durch die er das Ergebnis erzielt, das den Richtungen der Seele entspricht. Wenn die Aufgaben des Menschen und der Seele an dem Punkt des Strebens, den Menschen in der Welt zu helfen, übereinstimmen, wird sich das Wissen in der Seele des Menschen widerspiegeln – durch den Weg der Hilfe, deren Grundlage das Wissen der Welt und des Menschen, das Gott erschaffen hat, war und ist. Wenn wir in diesem Thema über die Zelle des Menschen sprechen, müssen wir unbedingt darüber sprechen, dass in jeder Zelle die Welt aller Menschen widergespiegelt ist – durch die Widerspiegelung der Welt Gottes. Die physische Zelle kann ohne informative Zellen nicht wachsen und sich entwickeln, und die Welt der Menschen kann ohne die Welt Gottes nicht existieren. In der Zelle des Menschen spiegelt sich die Welt des Menschen durch die Welt Gottes wider, in der Zelle des Menschen ist der Mensch selbst widergespiegelt, der Mensch, der in der Welt der Menschen durch das Wissen Gottes zu Gott geht und schöpft.

Wie ist es möglich, dass sich im Körper des Menschen ein Problem widerspiegelt, sagen wir, eine Krankheit? Und was ist eine Krankheit? Eine Krankheit ist der Schmerz des Menschen und die Ablenkung von seinem Weg und seinen Handlungen. Und der Mensch, der nichts zu tun hat, ist von Grund auf bereits krank, und leidet sogar ohne Schmerzen unter seiner Entbehrlichkeit und seinem nicht-gebraucht-werden. In der letzten Zeit haben die Menschen ein schnelles Lebenstempo eingeschlagen, dabei sehen sie die Welt und die Menschen rings um sie herum nicht. Der Körper des Menschen

© И.В. Арепьев, 2010

wird erschöpft, da er die Energie für die Lösung nicht seiner persönlichen Aufgaben verbraucht – obwohl er anders denkt – sondern der Aufgaben des Systems.

Das System der Entwicklung der Welt der Menschen bestimmt das schnelle Tempo der Entwicklung der Menschheit, wobei der Verlust von dem einen oder anderen ganz ruhig gesehen wird. So ein Entwicklungssystem lässt uns keine Zeit zu erkennen, warum wir so und nicht anders leben und ob es sich lohnt, etwas zu ändern, wenn im Prinzip alles gut ist und wir von allem genug haben. Wir denken über die ausgesprochenen Worte und getätigten Handlungen nicht nach; wir betrachten mit großer Befriedigung Erzeugnisse, die mit Maschinen in einem Werk produziert worden sind, obwohl wir immer noch das Essen loben, das mit Händen des Menschen zubereitet worden ist. Vielleicht gehen wir auf diese Weise auf einen Progress zu, in dem Handarbeit zu Exotik wird und deswegen einen hohen Preis haben wird?

Was machen wir und wo gehen wir hin? Vielleicht sind wir auf dem richtigen Weg und der ganze Prozess der Arbeitsorganisation führt uns zur Zeitersparnis und wir werden es lernen, die Zeit zu steuern indem wir den Raum mäßigen? Es stellt sich aber die Frage: welchen Preis werden wir dafür zahlen und ob alle das Ziel erreichen? Wenn ja, ob der Prozess nicht in die Hände der einzelnen Menschen gerät, wie es war und ist, und dann werden diese die Bedingungen des Lebens und der Entwicklung der Menschen bestimmen?

Was spiegelt sich in unseren Zellen wider und wie hoch ist ihr Sicherungsgrad, wenn die ganze Welt in denen widergespiegelt ist, die ganze Welt und jeder Mensch, und der Prozess des Aufbaus der Welt durch die Menschen, der Welt, die jeder auf seine Weise versteht?

Die ewige Frage, auf die Menschen eine Antwort suchen: die Ersten sind reich, die Zweiten haben gar nichts, eine dritte Sorte gibt es nicht, und wenn doch, wissen wir nichts darüber. Aber die Ersten und die Zweiten haben die gleichen Probleme. Also was ist: läuft es in der Zelle nach einem anderen Drehbuch, das uns unbekannt ist? Es ergibt sich, dass Menschen das Eine erschaffen und in ihrem Körper aber etwas anderes geschieht? Viele Menschen in der Welt leben sehr lange und glücklich, leben bescheiden und unbemerkt. Was haben Sie über das Leben der Menschen in der Welt verstanden, da in der Welt der Menschen, in ihren physischen Zellen der einheitliche Prozess widergespiegelt ist? Und wenn es so ist, wie beeinflussen diese Menschen die Zellen des Körpers, wie starten sie die Prozesse der Verjüngung und Regenerierung ihres Körpers und dem der anderen Menschen? Diesbezüglich möchte ich folgendes sagen: diese Menschen haben mit der Welt Kontakt aufgenommen und haben sich mit ihr vereint,

© И.В. Арепьев, 2010

sie haben die innere Harmonie der Seele, des Körpers und der Welt rings um sie herum gefunden.

Manchmal nehmen wir die Zeit nicht wahr, aber spüren die Geschwindigkeit der Ereignisse und Jahre. Vielleicht leben wir in keiner Harmonie mit unserem Körper, mit der inneren Welt und der Welt der Menschen?

Wer sind wir, wenn wir andere Menschen nicht sehen, nicht kennen und nicht verstehen? Was für Aufgaben haben die Menschen, wenn diese die Aufgabe der Entwicklung der Seele nicht beinhalten? Warum geschehen manche Ereignisse dann, wenn es ihnen recht ist und nicht dem Menschen? Was ist dann das Leben und wer entwickelt es wenn nicht der Mensch? Es gibt viele Fragen und sehr viele Antworten in der Seele des Menschen, aber wie sie an die Oberfläche kommen können, weiß nur die Seele des Menschen. Ob alle an die Seele glauben?

Danke.   14.01.08

Die Zelle im Körper des Menschen und ihre Kooperation mit den anderen Zellen und mit dem ganzen Körper. Teil 2

Thema 200

Im ersten Thema haben wir über die Zelle des Menschen gesprochen und somit – über die Welt aller Menschen, dabei haben wir uns dem Thema über die Technologien der Hilfe für alle Menschen genähert. Und für den Anfang möchte ich ein paar Beispiele aufführen, die das Leben des Menschen und seinen Weg betreffen.

Manche Menschen haben mich vielmals und sehr hartnäckig gebeten, das Geheimnis der Hilfe dem Menschen zu verraten; sie haben gebeten, eine zugängliche Technologie mit besonderen spezifischen und fachlichen Beispielen zu erschließen und zu offenbaren. Und ich habe sehr lange Ihnen dies und jenes erklärt, aber das von mir erwartete Ergebnis nicht erreicht. Und dann haben ich denen, die nach der Technologie gefragt haben, gesagt: das Geheimnis ist sehr einfach – man muss näher zum Menschen sein, seine Aufgabe lösen, indem man zum Beispiel dem Menschen hilft, gesund zu werden. Noch Mal: es ist notwendig, dem Menschen und nicht der Situation des Menschen näher zu sein, da die Ereignisse und die Situation zwei verschiedene Sachen sein können. Näher zum Menschen zu sein, dann können Sie seine Aufgabe, gesund zu sein, auf die Weise, die Sie für richtig halten, lösen. Wenn Sie versuchen, die Situation zu bewältigen – und sie ist immer verschieden, entfernen Sie sich vom Menschen und helfen ihm nicht, obwohl Sie denken, dass Sie es tun. Da die Situation sich normalerweise so gestaltet, dass man sich beeilen muss – gehen oder fahren – gibt es keine Zeit, die Anspannung wächst; dann kauft der Mensch etwas, fragt nach, tut viel, aber die Situation verschlechtert sich und die Menschen tun aber weiter was sie für notwendig halten; aber die Situation verbessert sich nicht, der Mensch entfernt sich von anderen Menschen und keiner hört ihn. So was geschieht leider.

Vielleicht muss der Mensch bei der Lösung dieser Aufgabe mitwirken, dann wird sich die Situation so ändern wie Sie es möchten und die Aufgabe wird gelöst? Lassen Sie uns nachdenken wie es normalerweise im Leben so läuft. Lassen Sie es uns langsam angehen, obwohl man eine Beschleunigung im Leben detailliert betrachten muss. Es gibt im Leben Vieles, was unbedingt erledigt werden muss. Nicht wahr? Und das was erledigt werden muss, wird um jeden Preis erledigt und dadurch beschleunigt es bereits nicht die Ereignisse sondern den Menschen selbst, und somit den ganzen Körper. Ein

© И.В. Арепьев, 2010

schnelles Tempo ist für den Körper eine Gesundheitsfunktion, und die Gesundheit ist die Energie des Menschen.

Für das klare und exakte Begreifen lassen Sie uns das bestimmte Schema betrachten und versuchen an diesem Beispiel zu verstehen, wie alles abläuft, indem wir alles ganz genau diagnostizieren. Ich versuche Sie jetzt zu lehren wie man diagnostiziert. Also lassen Sie uns im Bewusstsein des Menschen bestimmte Sphären – die Tätigkeitsbereiche des Menschen selbst - vorstellen. Wir nennen diese: *der Bereich der Arbeit, der Bereich der Familie, der Bereich der Erholung und der Bereich der Gesundheit.* Lassen Sie uns die oben genannte Angelegenheit an dem Beispiel der beschriebenen Sphären betrachten und mit dem Menschen sprechen. Zum Beispiel, der Mensch hat gesundheitliche Probleme, er fühlt sich müde und zerschlagen, hat Schmerzen an verschiedenen Stellen. Ich erwähne absichtlich nicht an welchen Stellen genau, da ich möchte, dass Sie die Idee der Diagnostik und der Hilfe verstehen können. Wenn Sie mit dem Menschen über sein Leben sprechen, wird klar, dass er die meiste Zeit bei der Arbeit verbringt und die meiste Energie dafür verbraucht. Die Arbeit nimmt in letzter Zeit dem Menschen mehr und mehr Energie weg. Aber der Mensch bringt sein Wohlbefinden und seine Gesundheit in keinen Zusammenhang mit dieser Angelegenheit. Das heißt, es gibt eine Sphäre der Arbeit, in der der Mensch viel Energie und viel Zeit verbraucht, aber in unserem Gespräch erzählt er uns, dass alles gut läuft, er geht von der Arbeit weg, schließt die Tür und alles endet damit. Aber eigentlich wird viel mehr Energie benötigt, als der Mensch seiner Arbeit gibt. Woher soll der Mensch diese Energie nehmen? In der Familie? - nein, in der Sphäre der Erholung? – nein; in der Sphäre der Gesundheit, indem der Mensch die Energie seinen Organen wegnimmt und sich damit versorgt bis zu dem Moment, in dem es anfängt, seine Gesundheit zu beeinträchtigen. Dieses Beispiel sagt uns viel und zeigt somit die umfangreiche Palette der Diagnostik und der Feststellung des tatsächlichen Grundes der Krankheit oder der Dysfunktion des Menschen in der Arbeit, Familie, Erholung oder Gesundheit.

Wenn man den Menschen und diese soziale Schicht des menschlichen Alltags betrachtet und beachtet, muss man die Strukturen schaffen, die die Interessen des Menschen in Betracht ziehen und diese regulieren. Und wir mit Ihnen können selbständig – indem wir diese vier Sphären der menschlichen Handlungen im Leben analysiert haben – nicht nur dem Menschen erklären sondern ihm auch helfen, seine Aufgabe - gut zu leben - zu erfüllen. Gut zu leben, ohne andere gleichwertige Sphären mit seinen Gedanken und Taten im Bewusstsein zu überlasten.

© И.В. Арепьев, 2010

Das einheitliche Bewusstsein erschafft uns die einheitlichen Sphären der Arbeit und des Lebens des Menschen und spiegelt diese wider, dabei kann es die Zusammenhänge aufbauen und durch die zusätzliche Information und Energie die eine oder andere Sphäre wiederherstellen. In diesem Beispiel sind die Verwandten dem gegebenen Menschen entgegen gekommen und haben ihn zu Hause, in der Familie nicht belastet sondern entlastet, damit er sich mehr erholen kann. Und der Mensch hat sich regeneriert: im Gesundheits- und Arbeitsbereich. Des Weiteren hat er seine Gedanken und sein Arbeitsverhalten geändert und seine Organe wurden mit Energie und sein Körper mit Kraft aufgefüllt. Er wurde befördert, sein Gehalt wurde erhöht, ein Sohn wurde geboren und alles wurde ruhig und glücklich. In seiner Familie wurde nie jemand krank, die Entscheidungen wurden gemeinsam getroffen, jeder war so nah dem anderen, dass er jede Minute den anderen sehen und hören konnte. Und keine Telefone, keine Eile konnte diese Menschen von ihrer Aufgabe gut und glücklich zu leben abhalten.
Danke.   16.01.08

Die Zelle im Körper des Menschen und ihre Kooperation mit den anderen Zellen und mit dem ganzen Körper. Teil 3

Thema 201

Um das Thema fortzusetzen möchte ich über die Ereignisse im Leben des Menschen sprechen. In einem der Themen habe ich über den Kubikraum rings um den Menschen herum, über die linearen Gedanken und über den „Fluss" des Kollektivbewusstseins erzählt – in welche Richtung er fließt und wie es weiter gehen soll; ich habe über die Regenerierung des Menschen und über den Aufbau des Raums um den Menschen herum erzählt. Über den Raum, der nicht horizontal orientiert ist – d.h. lineare Gedanken, die in einem allgemeinen Strom fließen und nehmen dem Menschen seine Lebenskraft weg – sondern vertikal – die auf die volle Regenerierung des Menschen und Enthüllung seiner Lebensenergie orientiert sind.

Und jetzt lassen Sie uns einen ähnlichen Kubikraum vorstellen, in dem es sehr viele Kuben, sehr viele Menschen gibt, die ihre Energie in die Lösung der gemeinsamen Aufgabe investieren. Natürlich ist die gemeinsame Aufgabe der Orientierungspunkt der Entwicklung und des sicheren Daseins jedes Menschen, der an dieser Maßnahme teilnimmt oder diese unterstützt. Jede Änderung in dieser Schicht des Bewusstseins des Menschen beeinflusst sofort den Menschen selbst, seine Familie, seine Gesundheit, seinen Wohlstand und seinen weiteren Entwicklungsweg. *Die Gesetze, die solche Prozesse regulieren, müssen nicht nur auf die Entwicklung aller und eines jeden gerichtet werden, sondern auch im Bewusstsein und im Leben der Menschen als Priorität der Entwicklung aller Menschen auf der Erde fixiert sein.* Und nur dann *werden sie den Anforderungen des normalen Lebens des Menschen entsprechen.* Und wenn es aber nicht der Fall ist, muss der Mensch sich Gedanken über die gegebene Situation machen und, wie im zweiten Teil gesagt wurde, näher zu den Menschen sein und nicht zu der Situation.

Wer oder was ist *die Priorität der Entwicklung der Welt: der Mensch* oder ein Ereignis? Natürlich der Mensch, der ein Ereignis oder eine Situation erschafft und widerspiegelt. Wenn der Mensch sich selbst und das Wesen der Welt versteht – und das ist das Leben der Menschen, fängt er an, seine Energie anzusammeln. Ich kläre auf, was ich meine. Es sind die Verbindungen des Menschen mit vielen anderen Menschen, es sind Reisen zu verschiedenen Orten, Vorhaben und Projekte, die durch eine negative Situation storniert werden. Das Wesen dieser Situation spiegelt sich dann wider, wenn der Mensch genug Energie besitzt, um seine harten Bedingungen jedem Menschen aufzuzwingen unter dem Vorwand, dass heutzutage das Leben und die Bedingungen so sind. Es ist nie alles gut, manchmal läuft etwas schlecht. Aber es ist ein Leitsatz, der in das Leben des Menschen eingeprägt wird, und kein Gesetz, das ein würdiges Leben und eine stabile Arbeit reguliert. Es ergibt sich, dass Menschen ständig dem nachjagen, was sie aus logischer Sicht für gut halten, aber dieses „gut" entwischt immer. Und Menschen sind gezwungen, auf den zu warten, der dieses „gut" für Menschen erschafft. Sind Menschen nicht in der Lage zu verstehen, dass sie es selbst erschaffen, und würdig leben können? Muss man auf etwas warten oder doch etwas selbst unternehmen, indem man sein Leben in der Norm der Ereignisse widerspiegelt? Wenn Sie sich aus einer Affäre gezogen haben, nehmen Sie Ihre Energie mit und richten diese auf den Aufbau Ihres normalen Entwicklungsweges. Somit zeigen Sie nicht nur ein Beispiel der Norm, sondern auch erschaffen dieses und spiegeln die Norm für andere Menschen wider. Diese Handlung gibt und öffnet Ihnen nicht nur die Energie Ihres persönlichen Lebens sondern auch öffnet den Weg des Erkennens der Welt und der Menschen durch den Geist des Menschen. Durch den Geist, in dem und durch den Sie jedes beliebige Ereignis in die für Sie und für andere Menschen notwendige Richtung lenken können – in die Richtung der Norm und des Glücks. Wenn man anders handelt, kann die Steuerung im Geist gar nicht geschehen; noch mehr – man wird sie gar nicht sehen können, da die Position dessen, der dem Menschen Schaden zuzufügen versucht, sich auf der anderen Seite befindet, da wo es über den Geist, die Seele wie auch über den Menschen selbst, der die Welt ist, nicht gesprochen und gedacht wird.

Aus diesem Grund wird der, der entschlossen ist, sich selbst und anderen Menschen zu helfen, den Weg der Entwicklung und der Vision seines Geistes, den Weg des Verständnisses des Menschen und der Welt gehen. Derjenige, der in eine andere Plattform der Korrektur der Ereignisse getreten ist, kann seinen Geist und somit auch den harmonischen Lebensweg schließen.

Deswegen wenn man sich selbst und seine Aufgaben versteht, kann man die Aufgaben anderer Menschen ebenso sehen und verstehen; man kann ihren Weg und weitere Entwicklungen sowie die erschaffenen Regeln ebenso sehen und verstehen; die Regeln für das Verstehen dessen, ob es für die Menschen das Leben oder ein bestimmtes verborgenes Spiel, das die von manchen Menschen gesetzten Ziele verfolgt, ist. Um es zu realisieren, müssen das Einverständnis und die Unterstützung seitens der Menschen, seine innere Lebensenergie da sein. Wenn jeder Mensch seine Energie in die guten Taten für

© И.В. Арепьев, 2010

Menschen und den Aufbau der Welt umsetzen wird, dann wird sich die Welt, die durch seine guten Taten widergespiegelt ist, mit ihm zusammen entwickeln.

Man muss die erschaffen und zu erschaffenden großen Ereignisse und Situationen verstehen können, indem man in diesen das flexible System der Entwicklung des Menschen und Brocken, die mehr und mehr Menschen in sich hineinzusaugen scheinen, betrachtet. Auf der Ebene der Staaten sind diese Systeme und Brocken für alle zu sehen, besonders wenn der Mensch es geschafft hat, aus diesen Systemen und Brocken selbständig rauszugehen.

Was bevorzugt der Mensch: das System der sozialen Entwicklung der Menschen, in das er seine Arbeit und sein Verständnis investieren muss, oder den Militärbrocken, der sehr teuer ist und den Menschen Angst einjagt? Was bekommt mehr Aufmerksamkeit und was ist deutlicher strukturiert? Wie merkwürdig es auch klingen mag – der Militärbrocken, obwohl das soziale Programm der Entwicklung die Grundlage der Entwicklung der Menschen und des Staates ist. Der Militärbrocken an sich – ohne soziale Programme und ohne Menschen – kann sich nicht fortbewegen.

Ein unversorgter Mensch im staatlichen System ist eine Bedrohung für die Entwicklung des Staates und der Gesetzte, da der Staat, der sich um den Menschen nicht kümmert, seine Energie und seine Geschwindigkeit genauso wie das Tempo der Entwicklung verliert. Und der unversorgte Mensch kann mit seiner inneren Energie den Staat, in dem er lebt, nicht unterstützen, da er die vom Staat erschaffenen Güter nicht nutzen kann. Wenn man den Militärbrocken betrachtet – so nenne ich es – sieht man, dass ohne soziale Entwicklung und Projekte er den Staat zerstören würde. Die Sozial- und Militärprojekte sind Waageschalen, ihre Garantie ist ihre adäquate Entwicklung.

Wer kann nicht besiegt werden: ein Militärstaat oder ein sozial entwickelter Staat? Wie merkwürdig es auch klingen mag, ein sozial entwickelter und stark orientierter Staat kann nicht besiegt werden, da er dank seinen Menschen stark ist. Und ein gut ausgebildeter Militärstaat kann immer besiegt werden, indem man das, was dieser Staat nicht hat, erschafft. Es wäre richtig, die Menschen dieses Staates mit den verabschiedeten Gesetzen und dem sozialen Leben bekannt zu machen, dann hätte dieser Staat in einiger Zeit seinen Status in ein friedliches Land geändert, das in den verabschiedeten Gesetzen die Interessen ihrer Bürger berücksichtigt. Die Energie der großen militärischen Entwicklung nimmt die Energie der sozialen Programme weg, und deswegen wird für diese keine Zeit, keine Kraft, kein Geld reichen.

Die Entwicklung sozialer Richtungen und Fürsorge den Menschen gegenüber, um seine sichere Zukunft bauen einen Schutz und eine Harmonie in dem Staat, in dem der

© И.В. Арепьев, 2010

Mensch keine Feinde haben wird, und der schlimmste Feind wird zu seinem besten Geschäftspartner, dabei vergisst er seine Feindlichkeit und die Priorität der Entwicklung der Militärmacht gegen Menschen. Es scheint nur so, dass es andere oder dritte Menschen sind, in Wirklichkeit ist das ein Spiel, da wir alle Menschen in dieser Welt sind. Und wenn jemand über eine militärische Überlegenheit denkt, spricht oder meint, dass er diese gegenüber anderen Menschen besitzt, bringt er somit sich selbst und andere Menschen in seinem Land in große Gefahr, über die er aus irgendeinem Grund nicht nachdenkt. Aber die Zeit läuft und vieles im Leben ändert sich und dadurch ändert sich die Sichtweise der Menschen. Wenn wir unsere innere Energie in den Menschen investieren, bekommt jeder von uns ein Ergebnis – den Frieden; wenn wir unsere Energie in etwas anderes investieren, bekommt jeder das, was er in seinem Leben nicht erwartet hat.

Jeder von uns ist ein Mensch. Lassen Sie uns also das entwickeln was real ist und uns als Menschen in der Welt und mit Frieden tatsächlich entwickelt.

Danke. 17.01.08

Die Zelle im Körper des Menschen und Ihre Kooperation mit den anderen Zellen und mit dem ganzen Körper. Verschiedene Diagnostikarten und Praktiken und dessen Sinn.
Teil 4

Thema 202

Um die Erschließung des Themas „Die Zelle im Körper des Menschen und ihre Kooperation mit den anderen Zellen und dem ganzen Körper" fortzusetzen werden wir im vierten Teil die Diagnostik, Praxis und den Sinn der Abläufe in diesen Prozessen betrachten.

Für den Anfang lassen Sie uns den bestimmten Sinn unserer Sichtweise verstehen, damit jeder sich im Prozess unserer Arbeit die Fertigkeiten der Steuerungspraxis aneignen kann oder mindestens es versucht. Dafür müssen wir uns gleich abstimmen, wer wo und wie seinen Weg anfängt. Zum Beispiel, Sie werden von den äußeren Seite – lassen Sie uns sie so nennen - aus gehen. Dabei werden wir uns nicht an das orthodoxe und materielle Wissen stützen und uns eine Aufgabe, die Zeit zu erforschen, stellen, indem wir hinter das Horizont des von Ihnen zu erforschenden Materials gucken – um den Raum zu sehen, in dem es keine Zeit gibt. Und ich gehe aus dem Ort heraus, den Sie erforschen möchten, und versuche hinter den Horizont zu gucken aber von der anderen Seite aus, dabei werde ich die Zeit sehen und somit auch die Materie des Körpers und ihre Funktion. Für Sie ist geläufig das zu tun, was Sie immer sehen und tun, und für mich – was ich immer sehe und tue.

In diesem Thema weist die gestellte Aufgabe im höheren Maß auf das Verständnis hin, also versuchen wir es zu verstehen. Unser Material werden wir durch drei teilen und zum Schluss versuchen wir bei Bedarf diese Teile wieder zu vereinen, dabei versehen wir das Material mit Schlüssen aus dem verstandenen Material.

Im ersten Teil sprechen wir über den Sinn der Praxis der Regeneration der Schilddrüse, obwohl die Vorgehensweise bei den Prozessen der Regeneration des Gewebes in dieser Phase die gleiche ist, deswegen kann diese für andere Organe und Gewebearten des menschlichen Körpers verwendet werden. Aber mit einer Korrektur: die *Regenerierung des Knochengewebes* ist der vollkommene Wiederaufbau des Weges des Menschen, die Regenerierung des *Muskelgewebes* der Organe genauso wie des *anschließenden Gewebes* ist der vollkommene Wiederaufbau des für den Menschen glücklichen Ereignisses.

© И.В. Арепьев, 2010

Wenn wir ein Organ wiederherstellen, müssen wir auf dem Hellseher-Niveau eine angrenzende Zelle finden, in der es eine vollkommene Widerspiegelung des entfernten Organes gibt, und nicht nur eine vollkommene sondern auch eine gesunde und mit Verbindungen zum ganzen Körper. Wenn Sie so eine Zelle im Körper des Menschen sehen und dabei gedanklich eine informative Struktur des Organes aufbauen, verbinden Sie diese, indem Sie ein Zeitelement einführen. Auf diese Weise bekommen wir ein gesundes funktionierendes Organ, das im Körper des Menschen regeneriert werden kann. Das Prinzip, das diesem Prozess der Regenerierung des menschlichen Gewebes zugrunde liegt, ist folgendes:

Wenn wir das Innere im Äußeren, das es im Inneren des Körpers gibt, widerspiegeln, bekommen wir ein gesteuertes Informationsobjekt – ein im realen Körper des Menschen auf physischer Ebene normal funktionierendes gesundes für den Menschen nützliches Organ.

Im zweiten Teil werden wir wieder dasselbe Organ betrachten, aber in einer komplizierteren Lage und einem komplizierteren Zustand, nämlich die Situation, wenn der Mensch erwachsen wird, zum Beispiel er wird 16-18 Jahre alt, aber das gegebene Organ existiert nicht, es ist von Anfang an nicht gegeben. Das Organ existiert nicht aber es gibt etwas im Inneren des Menschen. Die Stelle an der das Organ sein sollte ist leer und die diesem Organ im Körper des Menschen entsprechende Funktion ist ebenso abwesend. Das heißt, dass für eine optimale physische und psychologische Lebenstätigkeit eine medizinische und professionelle Kontrolle der Gesundheit und Psyche des Menschen notwendig sind. Es hilft dem Menschen sich in ein soziales Leben, das sich normal entwickelt, in die Ereignisse und Ausbildung, in die menschlichen Beziehungen, in die freundlichen Beziehungen mit seinen Altersgenossen zu integrieren. Das Verfahren der Primärregeneration bringt in der Anfangsphase kein gewünschtes Ergebnis, da wir in erster Linie über die Schilddrüse als über ein Mehrfunktionshormon sprechen. Für andere Organe kann eine andere nicht so eine komplizierte Technologie verwendet werden. Und für die Schilddrüse wird eine komplizierte Technologie verwendet, also müssen Sie extrem aufmerksam arbeiten.

Im ersten Fall wird für die Korrektur des gewachsenen Organes eine unabhängige materielle Struktur gebraucht, in unserem Fall – eine physische Zelle, durch die die benötigte Korrektur durchgeführt wird. Im anderen Fall kann die Regenerierung des Organes der angrenzenden physischen Zelle durch die notwendige Information nicht durchgeführt werden – die Zelle hat sich auf Grund der ursprünglichen Abwesenheit des Organes nicht widergespiegelt – das Organ ist im Körper nicht gewachsen. Wir betrachten jetzt die Gründe dieses Ereignisses nicht, obwohl diese sehr wichtig sind – wir betrachten das Wesen der geschehenden und immer gesteuerten Prozesse.

Wenn man die Geburt und Formierung des Menschen – das Embryo - auf der Tiefenebene betrachtet, sieht man, dass es in der ursprünglich geformten Röhre – lassen sie uns sie so nennen – alle Organe gibt und diese wachsen können müssen. Aber das gegebene Organ wächst nicht. Ich muss mich wiederholen: wir betrachten keine Gründe, nur den Sinn. Um ein Organ wachsen zu lassen, muss man in der physischen Zelle ein vollständig widergespiegeltes Organ haben, und das ist der Fall in unserem Beispiel. Aber die Aufgabe hat sich erschwert, indem sie sich in zwei Zeiten geteilt hat: die Vergangenheit – bis zur Geburt des Menschen – und nach der Geburt des Menschen – Nichtvorhandensein des Organes. Wir starten den Prozess da, wo wir im Körper des Menschen viele Phasen des Erkennens dieser Zelle durchlaufen müssen, die Phasen-Kaskaden der Schutz- und Steuerfunktionen des Körpers des Menschen, Phasen wie Schutzfunktion des Menschen, peripheres Nervensystem, Hormon- und Wasserhaushalt und Gewebe leiten die Zelle bis zu der Ebene der Regenerierung, d.h. des Übergangs der Zelle in das Organ. Man muss ebenso wissen, dass sobald das Organ physisch gewachsen ist, müssen wir es mit der Umwelt sowie Außenwelt verbinden und ein Zeitelement einführen, anschließend das Organ in Gang setzen.

Sie wissen – wundern Sie sich nicht über meine Worte – dass in der Praxis alles viel schneller und einfacher verläuft, ich weiß es weil ich es genauso mache. Wenn man durch die Kaskaden nicht durchgegangen ist, ist es unmöglich, ein Organ im Körper des Menschen zu bilden: der Körper und die Körpersysteme werden dieses Organ nicht erkennen. Und das heißt wiederum, dass das Organ nicht funktionieren wird. Wir betrachten diese Technologie im Rahmen des auf diesem Weg gegebenen Wissens, ein anderer Weg – eine andere Technologie und andere Verfahren. Wenn die Zelle in den erforderlichen Raum geführt ist, wächst das Organ und füllt alle physischen Funktionen aus und dabei reguliert es alle im Organ laufenden Prozesse. Das Prinzip, das diesem Verfahren zugrunde liegt, ist folgendes:

Die innere Struktur der Zelle des Organes und des ganzen Körpers ist die Struktur der inneren Verbindungen. Wenn das Innere das Äußere sieht und es in der inneren Struktur keine Zeit gibt – dabei die Struktur selbst existiert – dann gibt es auch das Äußere, das Materielle, und die Zeit. Dann gibt es die Zelle. Dann das Organ, den Körper, dann gibt es auch die Regenerierung im Sinne des angebotenen Prinzips.

An dieser Stelle beende ich dieses Seminar, nächstes Mal werde ich es fortsetzen und fange mit dem dritten Teil an.

© И.В. Арепьев, 2010

Die Zelle im Körper des Menschen und ihre Kooperation mit den anderen Zellen und dem ganzen Körper. Das Äußere und das Innere, die Regenerierung und ihr Sinn.
Teil 5

Thema 203

Im vierten Teil des Themas „Verschiedene Verfahren der Diagnostik und Praxis und ihr Sinn" werde ich meine Erzählung über die Regenerierung des Gewebes fortsetzen, indem ich über die Regenerierung der Zähne erzähle. Ich werde nicht erzählen, wie man es macht, da es in diesem Thema um den Sinn der Prozesse geht, und der Fakt des Wachstums an sich zum Beispiel der Zähne geht aus dem Verstehen des Sinns hervor. Also wenn ich mich mit einigen jungen Leuten - ca. 16 Jahre alt - treffe, spreche ich mit ihnen und ihren Eltern darüber, dass in verschiedenen offiziellen medizinischen fachlichen Einrichtungen den Kindern Zähne verschoben werden, da die Zähne bei dem Kind nicht gewachsen sind. Im Laufe der Zeit ist nichts geschehen, deswegen haben es die Eltern für nötig gehalten, sich an die medizinische Einrichtung zu wenden zwecks Beratung und Versuch, diese Nichtentwicklung genau gesagt dieses Nichtvorhandensein von Zähnen zu entfernen. Im Laufe einer sehr langen Zeit ist nichts geschehen bis auf eins: Zähne wurden aus irgendwelchen Gründen durch ein spezifisches Dehnungssystem hin- und hergerückt. Ich habe den Eltern und dem halberwachsenen Kind zugehört und dann erklärt was ich gesehen habe: die Zellen der nicht gewachsenen Zähne befinden sich an der für sie genetisch vorgesehenen Stelle; und wenn man diesen den Impuls sendet, der in sich die meiste Energie des Menschen trägt, fängt das Zahngewebe an zu wachsen. Wohlgemerkt fast genau so wie im Fall mit der Schilddrüse, gibt es eine Zelle, und es reicht einen gedanklichen Impuls, um das Gewebe wachsen zu lassen. Im Folgenden sind zwei Zähne im Laufe einer kurzen Zeit gewachsen. Der Arzt, der das Mädchen behandelt hat, hat sich für dieses Experiment einverstanden erklärt, da er an solche Wunder glaubt. Wir haben ein Ergebnis erreicht und es war nicht mehr nötig, bei dem Mädchen etwas zu verschieben und Unbequemlichkeiten zu ertragen. In seinem Leben hat eine andere Phase, andere Ereignisse angefangen.

Ich habe Ihnen von diesem Fall nicht dafür erzählt, um zu prahlen, sondern dafür, dass Sie nicht nur ein technisches Verständnis für den Unterschied in diesen Arbeiten bekommen, sonder auch den Sinn ihrer weiteren Handlungen verstehen können. Der Sinn liegt darin, dass zum Beispiel bei Erwachsenen aus verschiedenen Gründen manche

Zähne ausgefallen sind oder entfernt wurden. Und es gibt eine Leere im Knochengewebe, wenn Sie verstehen was ich unter Leere meine. Und wenn Sie den geistigen gedanklichen Impuls auf die Regenerierung des Gewebes in diesem Thema widerspiegeln, müssen Sie nicht nur von Anfang an selbst erschaffen, sondern auch wissen, dass es nicht möglich sein wird, sich auf die materielle Quelle neben dem Knochengewebe zu stützen, da während dem Entfernen des Zahns die meiste Information transformiert wurde. Worauf möchte ich hinaus? Ich meine dieselbe Zelle und Röhre, die für die meisten Zähne vorgesehen wurden. Und um ständig und erfolgreich das Zahngewebe züchten zu können, muss man diese Technologie, die wichtigen Elemente des Wachstums und der Regenerierung des Gewebes des Menschen kennen.

In den aufgeführten Beispielen habe ich versucht, Sie zu dem Weg der Entwicklung Ihrer Gedanken in die notwendige Richtung zu lenken. Nutzen Sie diesen Weg für die Hilfe für sich selbst und andere Menschen in verschiedenen Situationen. Ferner möchte ich sagen, dass die sich ursprünglich gebildeten Zellen des Menschen, die später in die Organe des Menschen wachsen, aus verschiedenen Gründen – nicht unbedingt aus inneren sogar eher aus äußeren mit den Ereignissen verbundenen Gründen – nicht entwickelt haben, da die gebildete innere Struktur während des Wachstums den inneren Teil dessen, was der einheitliche Mensch ist, nicht gesehen hat. Deswegen gibt es die Zellen, die in sich ein ganzes nicht gewachsenes Organ tragen, wirklich, sie leben im Körper des Menschen. Und wie ich bereits vorhin erwähnt habe, werden wir zwei Fälle betrachten: mit Zeit und ohne. Natürlich hat jeder Mensch Zellen, denen ein vollkommen gesundes funktionierendes Organ zugrunde liegt. Unter Anwendung einer bestimmten und im Prinzip einfachen Technologie kann man dieses Organ züchten, wenn man das Prinzip kennt, dass sich die Struktur des Organes in der gegebenen Zelle in dem Raum befindet, in dem es unserer Ansicht nach keine Zeit gibt. *Der Sinn des Prinzips* liegt darin, dass *das Innere das Äußere sieht und die Zeit des Wachstums des Menschen und der Welt gewinnt und dem Wachstum des Menschen entsprechend wächst.* Wachstumsverzug oder die Nichtentwicklung des Gewebes ist der Sinn dessen, dass das Innere das Innere geblieben ist – ohne die Mitwirkung und des Sehens des Äußeren.

Das, was wir mit Ihnen besprechen, sagt über vieles aus, zum Beispiel im Einzelnen über die Stammzellen und generell über die Stammzellen im Körper eines erwachsenen Menschen. Viele von denen sind sehr stark, aber gleichzeitig haben sie keine Rezeptoren, mit deren Hilfe sie sich an andere Zellen und Gewebe des Menschen festhalten können. Manche haben die Rezeptoren, aber es bringt keine radikalen Änderungen in das Bild, da wenn man diese Zellen in den Körper eines kranken Menschen einpflanzen möchte, gibt es keine Garantie dafür, dass sie sich einleben und zwar aus einem einfachen Grund: man muss den Mechanismus ihrer Wirkung und Anschließung kennen.

Ganz am Anfang habe ich über *die Regenerierung des Gewebes und der Organe im Körper des Menschen* gesprochen; wenn Sie den Mechanismus gesehen haben, dann haben Sie auch den Sinn verstanden. Sobald *das Innere den äußeren Raum des zukünftigen Organes gesehen hat und es genug Zeit geben wird, wird jedes Gewebe und jedes Organ wachsen.*

Das alles ist die Funktion der Entwicklung des Bewusstseins des Menschen – zurzeit und auch in Zukunft. Wenn jemand eine andere Meinung hat ist das seine Sache. Die eingepflanzten Stammzellen eines fremden Körpers können in vielen Fällen Energie spenden, was sie auch tun, indem sie das äußere Potential der erforderlichen und sehr notwendigen Information von sich runter werfen. Mit anderen Worten, wenn diese Zellen in den Körper gelangen, werfen sie die äußere Energie und Information von sich runter, um im Inneren jede Wirkung auf sie zu sperren, dabei sperren diese auch ihr Wesen – den Mechanismus.

In diesem Thema möchte ich nur darüber sprechen, was zu diesem Thema gehört, und dafür habe ich meine Gründe. Ich sage nur eins: die im Körper des kranken Menschen abgeschütteten Energie und Information wirken Wunder, da viele dank der Information der Zellen jünger werden und dank der ins Innere gelieferten Energie die Funktionen des Körpers wiederaufbauen. Der Effekt ist da und ein sehr großer. Aber man muss nicht vergessen, dass der innere Mechanismus der geschlossenen Stammzelle auf Grund des Signals der Quelle und der Information eines anderen Körpers – nicht Ihres sondern eines anderen – funktioniert. Deswegen um das gegebene Gewebe regenerieren und züchten und dabei die beschriebene Technologie benutzen zu können, muss man sich nicht nur mit dem inneren Raum und dem Mechanismus auskennen, sondern den äußeren Raum steuern können; dabei muss man sein Bewusstsein und sich selbst weiter entwickeln und nicht die innere Lebensenergie des Menschen in die kostspieligen Apparate investieren und sich selbst dabei um vieles bringen.

Eine kardinale Änderung kann den Menschen zu dem richtigen und wahren Weg bringen und der Mensch kann selbst eine Entwicklungsrichtung wählen und sich an diese halten, dabei sein Bewusstsein aufgrund des Wissens der Seele entwickeln und das Haus des Menschen in der Welt – im Haus Gottes – erkennen.

Sie sollen die vorhandenen Technologien zum Wohl des Menschen verwenden und Sie bekommen ein sichtbares Ergebnis – eine hoch entwickelte und sichere Welt aller Menschen. Die Zivilisation der Menschheit kann eine höhere Ebene der Entwicklung und des Erkennens ihres Lebens antreten, die Ebene die der Mensch heißt. Vielleicht lohnt es sich den Krankheiten und Leiden des Unwissens des Menschen zu entwischen, da die Krankheiten ohne die Mitwirkung des Menschen nicht wachsen und sich nicht entwickeln kann.

Wenn das Niveau des Erschaffens der aufbauenden Technologien des Menschen erhöht wird, werden Menschen können, den Technologien der Zerstörung von sich selbst zu entwischen, sie gehen dann die Richtung der Schöpfung und der Widerspiegelung des Lebens und Friedens des Menschen in der Welt Gottes. Lassen Sie uns feststellen, was wir dabei verlieren und was finden, indem wir das Leben aller Menschen erschaffen. Danke. 20.01.07

© И.В. Арепьев, 2010

KAPITEL XXIII

Die Ruhe des Menschen | Thema 204

In diesem Kapitel möchte ich über sehr wichtige Richtungen im Leben des Menschen sprechen und über das aus meiner Sicht vielleicht ungewöhnliche Thema, das weitere Handlungen aller Menschen bestimmt – über die Ruhe des Menschen. Das Thema trägt so eine Bezeichnung, weil der Mensch in seinem Leben ein tatsächlich ruhiger Mensch sein soll. Und die Ruhe ist das wichtigste Element des Wissens der Seele des Menschen. Wer ist ruhig im Leben? Derjenige, der selbstsicher ist.

Und wer ist selbstsicher? Derjenige, der weiß, wie es im Leben und in der Welt weiter läuft.

Und wer weiß es? Immer wieder derselbe selbstsichere Mensch, der in seiner Seele das Wissen über die Welt und den Menschen erschlossen hat.

Das ist im Allgemeinen eine sehr wichtige Frage im Leben des Menschen, da der Mensch immer in Eile ist und nicht nur vieles nicht sieht sondern auch vieles nicht weiß. Er erreicht in seinem Leben eine bestimmte Geschwindigkeit der Erfüllung seiner Wünsche – nützlichen und wertlosen, seiner eigenen und fremden – aber Wünsche. Der Mensch wünscht sich etwas in Ruhe zu erledigen, aber plötzlich tritt entweder im Leben des Menschen oder in seinen Ereignissen oder in der Situation, vielleicht auch unter bestimmten Umständen ein Problem ein, das unbedingt gelöst werden muss. Und wenn es ein Wunsch eines anderen Menschen oder anderer Menschen ist? Und wenn es dir nicht gefällt? Und wenn du es nicht wünschst und nicht machen möchtest? Egal, irgendwie musst du es trotzdem machen. Und wissen Sie was: mit diesem Wort *müssen* fängt alles im Leben, in der Gesundheit und in den Ereignissen an: du wirst gebeten oder nicht, aber niemand macht das, was er braucht.

Lassen Sie uns aber Schritt für Schritt vorgehen. Das Gewebe im Körper des Menschen besteht aus Lichtverbindungen und Linien; die Ereignisse der Menschen sehen wie Lichtlinien aus, die Sphäre der Ereignisse rings um den Menschen herum ist eine Lichtlinie, *die persönliche Sphäre* ist eine Lichtlinie, die die Zusammenhänge des Körpers mit der Umwelt widerspiegelt. Das heißt es gibt rings um den Menschen herum viele Verbindungen und Sphären, die er selbst erschafft und aufbaut, und somit erkennt der Mensch sein Leben und die Ereignisse anderer Menschen.

Dann lassen Sie uns rauskriegen, welche Ereignisse schwierig sind und von niemandem zu gebrauchen, die vom Menschen erschaffenen Ereignisse aber nicht nach seinem Wunsch sondern gegen seinen Willen. So ein Ereignis ist die Vergrößerung der

Verbindung zwischen Menschen in die falsche Richtung, da die Verbindung zwischen Menschen in diesem Fall angespannt ist. Das Vorhandensein so einer Verbindung in der Gesundheit des Menschen führt zu dem Problem, das den gleichen Charakter trägt, zum Beispiel eine Gefäßkrankheit, der negative äußere Prozesse zugrunde liegen, die die innere Struktur der Zellen so beeinflussen, dass Störungen stattfinden. Und die persönliche Sphäre sieht in diesem Fall wie ein negativer energetischer Durchbruch aus. Somit entstehen eine Deformation der Außensphäre des Menschen, ein innerer Durchbruch der persönlichen Sphäre und der Energie des Menschen, der den physischen Körper und die Störung der Funktion der Organe des Körpers sowie den Menschen selbst unmittelbar betrifft. Er betrifft genauso die zwischenmenschlichen Beziehungen, da die Menschen eine negative Information tragen und die positive Energie des Körpers, die sie für ihre bestimmten Handlungen brauchen, Ihnen entnehmen. Der Mensch selbst liegt alldem zugrunde, da er die Beziehungen zu manchen Menschen solcher Art erlaubt hat, dass sie nicht nur das Bewusstsein sondern auch den Körper beeinflussen konnten und zwar so, dass es ihnen möglich gemacht hat, die Energie des Körpers und der Handlung dem Menschen wegzunehmen.

Seien sie immer ordentlich mit Ihren Wünschen, da Ihre Gedanken und Wünsche bestimmte Ereignisse und Menschen zu Ihnen hinziehen, die durch die Energie ihres Körpers und ihrer Handlungen Ihren Weg mithilfe Ihrer Gedanken und Wünsche beeinflussen können und Sie dazu bringen, ihren Wünschen entsprechend zu handeln. Seien Sie ehrlich und rein, helfen Sie Menschen aufrecht, versuchen Sie nichts zu beweisen. Sie möchten helfen, nicht wahr? Nicht wahr? Durch Ihre Hilfe erreichen Sie ein Ergebnis nicht nur für denjenigen, dem Sie helfen, sondern auch für sich selbst, Sie finden das Lebensglück und Ihren persönlichen für Sie nützlichen Weg. Wenn Sie so einen Weg haben, dann wird alles gut. Wenn Sie aber zum Beispiel einen Weg der Bereicherung auf Rechnung der Menschen haben, dann werden Sie entsprechende Gedanken und Wünsche haben, entsprechende Menschen werden zu Ihnen kommen und die Energie Ihres Weges und Körpers rauben, sie werden allezeit Sie verführen und durch ihre Probleme und unerfüllbaren Ziele von Ihrem Weg abweichen lassen, durch Ziele, die kein Leben für alle Menschen schaffen sondern nur die Leere.

Deswegen sind *die zwischenmenschlichen Beziehungen ein Schlüssel zu der Welt.* Und derjenige, der den Menschen versteht und kennt, hat den Schlüssel zum Tor der Welt. Und die gestellten Aufgaben realisieren sich im Leben des Menschen, da der Mensch die Zeit hat, nicht nur seine eigene sondern auch anderer Menschen Wünsche zu sehen und zu verstehen.

© И.В. Арепьев, 2010

Gedanken und Wünsche, die in sich die Ruhe selbst und die Überlegung des Menschen tragen, sind *ein anderer Schlüssel – der Schlüssel zum Menschen selbst,* zu seinem Glück. Seien Sie ruhig und friedlich, dann finden Sie durch Ihre Handlungen und Gedanken die Gesundheit, die Norm des Weges, die glückliche Familie und gute Menschen auf Ihrem Weg!

Ihre Ruhe kann Ihnen in der Welt zeigen, dass wenn sie eine Wahl im Leben treffen, Menschen zu helfen, heißt es nicht, dass Sie jemanden rufen sollen, indem Sie nach allen Seiten über die Rettung des Menschen schreien. In Wirklichkeit wenn Sie so einen Weg – wie auch viele andere - gewählt haben und diesen Weg folgen, dank Ihnen warten bereits viele Menschen auf Sie auf Ihrem Weg. Und sobald sie den Menschen geholfen haben – und Sie können es dann machen, wenn Sie sich selbst und die Menschen gut kennen, die Welt und in der Welt den Lebensweg des Menschen sehen können, wird Ihre Hilfe für Menschen – ob es die Energie, die Information oder eine gute Tat ist – den richtigen Empfänger finden und zu Ihnen als eine Botschaft der Dankbarkeit zurückkehren, die Botschaft, in der Sie selbst eine Botschaft des Guten und des Lichts erkennen. Damit Sie so ein Ereignis erschaffen können, müssen Sie sich voll und ganz auf den zu erschaffenden Impuls konzentrieren. Wann wird es möglich sein es zu erschaffen? Dann wenn der Mensch in seiner Seele und seinem Körper ruhig ist, ruhig ist und in Harmonie zur Welt steht, ruhig im Leben, auf seinem Weg und in der Hilfe für die Menschen ist. Wenn Sie seelenunruhig sind, Menschen nicht sehen und hören können, sind immer in Eile, trotzdem immer zu spät, wie können Sie bei so einer ernsthaften Gelegenheit helfen wie das Leben oder die Gesundheit des Menschen? Wie kann man Menschen helfen, wenn es im Inneren nur das Böse, Unzufriedenheit mit Ihrem Leben und mit den Beziehungen mit Menschen gibt? Wie kann man Harmonie und Glück finden, wenn der Weg überlastet ist?

Finden Sie Kraft in Ihrem Inneren und gehen Sie aus Ihrem Feld und aus den Sphären anderer Menschen außerhalb der Grenzen Ihrer Außensphäre, gehen Sie Ihren Weg und lösen Sie dabei selbst Ihre sowie gemeinsame Aufgaben und keine fremden Aufgaben! Andere Menschen müssen lernen, selbstständig zu leben und zu arbeiten, das ist ihr ursprüngliches Ziel im Leben - genauso wie Ihres, also erreichen Sie es.

Gleichen Sie die Energie der Sphäre und des Körpers aus, erschaffen Sie die Norm Ihrer Gesundheit – das ist Ihre Aufgabe, Ihr und anderer Menschen in der Welt Glück, das Glück und die Norm für viele und viele Menschen. Also nehmen Sie dafür möglichst viel Zeit, dabei ruhig ohne Eile das Wissen Ihrer Seele widerspiegelnd. Aber wenn Sie Angst haben, auf etwas Schlimmes im Leben warten oder etwas Schlimmes machen, gehen Sie dann Ihren Weg, erfüllen Sie dann Ihre Aufgaben im Leben, entwickeln Sie sich dann? Oder sagt Ihnen jemand, dass Sie sich ständig Sorgen machen müssen, auf etwas Schlimmes warten und sich nicht entwickeln?! Was der Menschen vom Leben erwartet, genau das bekommt er auch; was der Mensch in seinem Leben erschafft, genau das geschieht in seinem Leben. Wenn jemand versucht Ihnen etwas einzureden, finden Sie richtige Worte und Kraft, um diesem Menschen zu erklären, dass man das Leben entwickeln soll und glücklich sein soll, das Gute für sich selbst und andere Menschen in der Welt erschaffen soll. Sie sollen es dem Menschen sagen und einen bestimmten und würdigen Weg zeigen und ein Beispiel aufführen.

Lassen Sie es nicht zu, dass jemand auf Grund seines Unwissens, seiner Habgier oder anderer persönlicher Gründe Ihren Weg und Ihre Gesundheit beeinflusst!

Leben Sie glücklich, schenken Sie Glück anderen Menschen, seien Sie gesund und helfen Sie Menschen, da wenn Sie krank und unglücklich sind, wird es Ihnen sehr schwer fallen nicht nur anderen sondern auch sich selbst zu helfen und Ihre Energie reicht nicht aus nicht nur für den Aufbau eines sicheren Weges sondern für ein normales Leben!

Sie sollen Ihre Aufgabe, Gedanken und Wünsche kennen, ihnen folgen, indem Sie das Leben erschaffen, die Welt widerspiegeln und Menschen helfen. Und Sie werden sich immer brauchen, sie werden immer von anderen gebraucht, Sie werden ruhig sein und es wird für Sie interessant sein zu leben und zu wissen, dass Ihre Teilnahme an dem Friedenaufbau von großem Nutzen nicht nur für Sie sondern auch für alle Menschen ist! Sie werden die Welt der Menschen in ihrer vollen Schönheit sehen, Sie werden sich selbst als den Menschen der Welt und Arbeit und nicht als den Menschen der Wut und Faulheit – genauso auch die anderen sehen. Ihre Ruhe wird Ihren Weg bestimmen und eine glückliche Welt zeigen; Sie sollen in dieser Welt leben, in der Welt werden Sie endlich alle Menschen sehen und Ihre wahren Ziele und Aufgaben erkennen, in der Welt werden Sie wissen, wohin Sie gehen sollen und wie Sie sich benehmen sollen. Sie werden es wissen durch das Wissen Ihrer Seele, das heißt Sie werden das Licht Gottes sehen. Ist das vielleicht die Aufgabe und die Wahl der Menschen in der Welt und im Leben? Wenn ja, dann haben Sie Ihr Ziel erreicht und können jetzt ruhig weiter gehen. Ich bedanke mich bei Ihnen. Ein einfaches und ehrliches menschliches Dankeschön, danke dafür dass es Sie gibt, dafür dass Sie das Leben Gottes als Ihr eigenes akzeptiert haben; haben Ihre Seele akzeptiert, haben den Weg des Gutes und der Liebe zusammen mit allen Menschen akzeptiert. Danke dafür dass es Sie gibt. Danke dafür, dass Sie mich verstanden haben und versucht haben, sich selbst zu akzeptieren und zu verstehen, indem Sie in Ihrer Seele das Wissen der Liebe und des Lebens erkannt haben. Das

Wissen, in dem Sie jeden Menschen sehen und akzeptieren können. Einer hat Recht. Ein Anderer hat kein Recht, aber wir sind trotzdem Menschen geblieben; die von Gott erschaffenen Menschen, vergessen Sie es nicht, tragen Sie immer in Ihrer Seele das Licht der Liebe und akzeptieren Sie in diesem Licht den Menschen so wie er ist und verurteilen Sie nicht seine gleichermaßen ruhigen Beziehungen zu allen Menschen in der ganzen Welt.

Danke. 20.01.2008

Modifizierung negativer Prozesse im Körper des Menschen | Thema 205

In diesem Thema betrachten wir die Modifizierung der Schwellungsprozesse im Körper des Menschen, dabei stützen wir uns auf das Wissen des ganzen Buches und Bücher, besonders auf das vorherige Thema „Die Ruhe des Menschen", das Menschen immer das Gute und die Liebe bringt.

Warum stützen wir uns auf die Ruhe des Menschen? Weil der Mensch in diesem Moment die Seele hört und diese sehen kann, dabei heilt er einen anderen Menschen, da dieser darum gebeten hat.

Die Bitte eines Menschen um Hilfe ist ein Hauptelement der Widerspiegelung des Glaubens und des Wissens der Seele des Menschen, da der Mensch selbst eine klare und bewusste Entscheidung in seiner Seele trifft, seinen Weg ohne Probleme zu erschaffen und nur positive Ereignisse in seinem Leben durch die Welt aller Menschen widerzuspiegeln.

Die Ruhe im Inneren des Menschen gibt jedem den Glauben daran, dass es sein Weg ist, und versorgt den Menschen mit einer freien Wahl und nicht umgekehrt – nimmt ihm diese Wahl unter den Menschen weg. Unsicherheit und Labilität der Position sowie Nichtverständnis sind der Grund für die negativen Gedanken des Menschen, die ihn in die Sackgasse seiner Überlegungen darüber, ob das Leben gut ist oder nicht, führen.

Wie kann das Leben des Menschen an sich schlecht oder gut sein? Das Leben des Menschen – im Menschen und rings um ihn herum – ist durch seine Taten und Gedanken widergespiegelt. Und so wie der Mensch sein Leben versteht und erschafft, so sieht er auch das Leben und akzeptiert es. Dabei akzeptiert er die Deformationen, die er selbst in seinem Leben verursacht hat – offensichtlich um etwas zu erkennen und zu verstehen.

Wenn jeder von uns das Leben erschafft, kann er dieses nicht nur sehen sondern auch in seiner Seele und seinem Körper in der ganzen Welt und in allen Menschen erkennen. Wenn derjenige in seinem Leben in der Welt etwas anderes widerspiegelt, verschließt er die Welt der Menschen mit seinem Bewusstsein dadurch, dass er gleichgültig zu seiner Seele und anderen Menschen wird, indem er das widerspiegelt, was dem Menschen nicht gehört und es nie in seinem Leben gegeben hat und es nie geben wird. Es kann es aber im Körper des Menschen geben – durch sein Unwissen und seinen Willen. Und das, was es geben wird, wird von der Zeit rings um den Menschen herum abhängig sein.

Wenn man durch sein Leben seinen Weg in seinem Leben akzeptiert, kann man den Sinn des Wissens in seiner Seele verstehen. Dadurch kann man auf der Grundlage der Schöpfung des Lebensraums durch das Seelenlicht die Zeit steuern und somit das loswerden, was er aus Unwissen in seinen Körper hineingezogen hat.

Die Ruhe des Menschen bietet ihm die Möglichkeit, sich auf das Sehen seiner Seele zu konzentrieren – in Form eines geistigen Impulses, in den Situationen, in denen sich im Körper des Menschen aus verschiedenen Gründen ein Tumor gebildet hat.

Der technologische Teil der Arbeit verlangt vom Menschen in dem Fall wirklich eine sehr große Konzentration und Aufmerksamkeit. Dem Wesen des Problems und der Diagnostik liegt ein räumliches Sehen des Schwellungsprozesses zugrunde, da es die Information gibt, die die Zellen des Körpers des Menschen provoziert und immer in Bewegung ist. Diese Information befindet sich außerhalb der Sehensfähigkeit des physischen Auges des Menschen, was ihr die Möglichkeit bietet, auf einer anderen Ebene des physischen Körpers des Menschen die Organe des Menschen anzugreifen. Es gibt wesentliche Zeichen der Probleme, die man in der zwischenmenschlichen Kommunikation und in den Beziehungen der Menschen miteinander und mit der Welt erkennen kann - wir haben vorher bereits darüber gesprochen.

Wenn man über die Technologie der Modifizierung der gegebenen Prozesse spricht, muss man erwähnen, dass der Geist des Menschen das Volumen des Sehens und des Treffens erforderlicher Entscheidungen bildet. Ich versuche es aufzuklären.

Der Geist sieht die Welt und den Menschen so wie die Seele den Menschen sieht; das Bewusstsein ist gleichzeitig der Körper des Menschen; das physische Gewebe - bei dem ungenauen Verstehen der Grundaufgaben im Leben des Menschen - hat die Fähigkeit, die Information nicht nur im Körper widerzuspiegeln sondern auch diese im Körper zu tragen und zu entwickeln.

Der Geist lehrt das Bewusstsein, die Welt, die Menschen, das Leben und den Menschen zu sehen.

Der Geist bahnt sich den Weg, auf dem das Bewusstsein den materiellen Teil aufbaut.

Der Geist sieht und zeigt das, was das Bewusstsein des Menschen in der Welt sieht.

Der Geist ist der Anreiz des Wachstums jedes Menschen und jeder Zelle des menschlichen Körpers.

Der Geist trägt in sich das Licht und das Wissen der Seele.

Der Geist ist überall anwesend – nach den Aufgaben der Seele.

© И.В. Арепьев, 2010

Und was ist mit dem Menschen, der alles durch sein Bewusstsein verleugnet, was er auf der Bewusstseinsebene von der Seele und Gott, von der Welt und dem Menschen und von sich selbst hält? Kann er die sich in seinem Körper angeklebte negative Information vertragen, kann er sie in seinem Körper, in sich selbst, in seinen Ereignissen vertragen? Natürlich kann er. Aus einem einfachen Grund. Er will es nicht glauben und will es nicht wissen, er will nichts über sein Leben und das Leben anderer Menschen wissen und er will nicht darüber ernsthaft sprechen. Der Mensch sieht – seiner Meinung nach - sich selbst und seine Taten. In Wirklichkeit sieht er Probleme anderer Menschen und spricht darüber, und aus irgendwelchen Gründen sieht er in diesen Problemen die Verurteilung anderer Menschen.

Also wenn Sie einen Tumor diagnostizieren, müssen Sie äußerst aufmerksam sein, da wenn sie den Tumor im Körper des Menschen räumlich sehen, können Sie dabei alles rings herum in einem sehr intensiven Licht sehen. Räumliches Sehen erlaubt es uns, im Tumor im Körper des Menschen die Zelle und den Eingangspunkt in den Körper, ins Organ und in die Zelle der Krankheit zu erkennen – wie einen gewissen Kernstab, in dem ständig die Energie des Prozesses dank der Verletzung zunächst der Nachbarzellen, der Organe und dann des ganzen Körpers sprudelt. Sie müssen nirgends hingehen und nichts Ungewöhnliches machen – alles liegt vor Ihnen, und Sie müssen durch die Kraft Ihres Geistes den sichtbaren negativen Kernstab aus dem Tumor außerhalb des Körpers des Menschen bringen. Jede Verzögerung wirkt sich nicht nur auf dem Wohlbefinden des Menschen aus, sondern auf dem Ankleben der Zellen der negativen Information, die Ihre Wirkung erschweren.

Ich fasse den Prozess noch Mal kurz: räumliches Sehen bietet uns die Möglichkeit, den Grund und den Eingangspunkt in den Körper des Menschen zu sehen, genauso wie auch den Kern dieses Problems mit allen genauen Koordinaten im Körper des Menschen. Ihre Aufgabe ist es, dem Menschen zu helfen, indem Sie die negative Information über die Krankheit aus dem Körper des Menschen ausführen. Sie führen diese durch die Schnittstellen der Räume der Zellen, Organe, des Körpers des Menschen außerhalb des Körpers aus und somit befreien Sie den Körper und den Weg des Menschen von der Statik in der Entwicklung des physischen Gewebes und der Ereignisse. Somit lösen Sie den negativen Prozess in der Umwelt auf; in der Umwelt, für die der Prozess auf Grund einer anderen Geschwindigkeit, Information und eines anderen Raums der ganzen Welt keine Bedrohung darstellt.

Die Welt spiegelt den Menschen und nicht die Krankheiten seines Körpers *wider.* Die Seele spiegelt das Leben im Körper des Menschen wider, der Geist spiegelt die Lebensenergie des Körpers und der Welt rings herum wider und trägt diese in sich. Das Bewusstsein akzeptiert seinen Körper, indem es sich in der Welt geistig entwickelt, indem es den ausgewählten Weg dadurch erkennt und akzeptiert, dass es sich im Leben damit, was gegen den Willen des Menschen ist, nicht belastet.

Wenn aber das Gegenteil geschieht, vergisst das Bewusstsein das Wissen der Seele und somit auch sich selbst und andere Menschen. Durch das Vergessen verliert der Mensch seinen Weg und den Rückhalt im Leben, verliert das Wissen der Seele, verläuft sich in der Dunkelheit verschiedener Richtungen und fragt sich selbst: wo ist der Weg, wo bin ich und wo ist meine Familie, wo ist die Welt; gibt es die Liebe; wo ist der Glauben; wie kann ich mein Leben sehen und in wem ist es; gibt es Gott, gibt es den Menschen und was ist der Mensch, der Gott nicht sieht?

Die Bestimmung des Weges im Leben des Menschen ist die Bestimmung im Inneren des Menschen. *Die innere Bestimmung erschließt das Licht der Seele des Menschen,* gibt uns die Lebensfreude und macht uns glücklich dank der Kommunikation mit anderen Menschen. Der Schatten des Nichtwissens bringt mit sich Probleme im Leben und in den Ereignissen des Menschen, die der Mensch auf Grund des geschlossenen Lichtes der Seele nicht erkennen kann. Ein Tumor stellt eine Häufung solcher Probleme dar und damit man die Aufgabe mit der Gesundheit lösen kann, ist es notwendig nicht nur keine Probleme zu schaffen sondern auch die noch nicht gelöste Aufgaben positiv zu lösen und dadurch das Leben und den Körper vom Schatten des Nichtwissens zu befreien, die der Mensch bis zu einem gewissen Zeitpunkt in sich tragen kann, indem er die äußeren Aufgaben in seinem Leben nicht löst. Der Knoten der ungelösten und negativen Ereignisse auf dem Weg des Menschen kann zu einer Widerspiegelung des ähnlichen Problems in seinem Körper werden. Deswegen erschaffen Sie im Leben immer das Leben, helle und klare Ereignisse. Belasten Sie sich nicht mit schweren Gedanken sondern mit nützlicher und würdiger Arbeit, die Ihnen und anderen helfen kann!

Danke.   21.01.2008

© И.В. Арепьев, 2010

Der Raum des Menschen | Thema 206

In diesem Thema möchte ich über den Raum in dem Menschen und rings um ihn herum sprechen und somit viele Räume des Menschen bestimmen. Zunächst aber möchte ich etwas präzisieren. Jeder von uns wächst – wächst physisch, und der Raum in Inneren des Körpers und auch rings um das wachsende Kind wächst mit ihm, der Raum wächst und vermehrt sich unbemerkt für den Menschen. In seinem Körper werden die Zellen durch andere Zellen ersetzt, mal haben diese den Raum vergrößert, mal – erneut erschaffen. Es hat sich ergeben, dass der Mensch eines Tages gedacht hat, dass er bereits gewachsen ist und somit auch sein Raum rings um ihn herum – durch seine Beziehungen, seine Familie, seine Wahl und die Menschen rings um ihn herum. Als nächstes - meistens nach der Meinung des Menschen – wuchs der Raum der Ereignisse, zum Beispiel die Ausbildung, Arbeit, Job, Position. Und all das hat verschiedene Räume definiert, die der Mensch selbst aufgebaut hat, indem er ein neues Geschäft oder eine neue interessante Arbeit angefangen hat.

Auf diese Weise wurde der Mensch in seinem Leben zum Besitzer von verschiedenen Räumen sowohl seines physischen Körpers als auch der rings um ihn herum geschehenen Ereignisse. Alles, worüber ich erzähle, läuft auf das hinaus, worüber ich in den vorherigen Themen gesprochen habe, wodurch ich den Sinn der Diagnostik und der Regenerierung des Körpers des Menschen erschlossen habe.

Da wo es notwendig ist, das entfernte oder verletzte Gewebe zu regenerieren, muss man ein Organ erschaffen und es im gegebenen Raum unbedingt widerspiegeln.

Da wo es kein Organ gibt – gemeint ist, dass das Organ im Körper des Menschen physisch nicht gewachsen ist – ist es notwendig, nicht nur den Raum mit den physischen Koordinaten zu erschaffen sondern auch die gefragte Zelle, die das ganze normale und gesunde Organ aus der Sicht der Schnittstellen aller Räume des physischen Körpers des Menschen beinhaltet, zu verlagern. Zu verlagern in den gefragten physischen Raum, in dem das Organ normal wachsen wird.

In einem der Themen habe ich über die Regenerierung der Schilddrüse gesprochen, über den Fall, indem es überhaupt kein Organ gab. In solchen Fällen erkennt die Hypophyse das Gewebe der Schilddrüse im Körper des Menschen auf der TSH-Hormone-Ebene. Und wenn die Hypophyse die Schilddrüse als ihr Gewebe nicht anerkannt hat, vergrößert sich die Zahl der Hormone und geht über die Norm hinaus und drückt somit auf die Schilddrüse. Und das Ergebnis fällt nicht so aus wie erwartet. Ich habe Ihnen

© И.В. Арепьев, 2010

dieses Beispiel noch mal aufgeführt, um Ihnen das volle Bild der Entstehung und Erschaffung der Räume im Körper des Menschen zu zeigen. Damit habe ich Ihnen gesagt und praktisch nach Möglichkeit auf der Ebene des Sehens gezeigt, dass es in Wirklichkeit keine Probleme in der Regenerierung solcher Art gibt. Die Hypophyse drückt mit ihren Hormonen auf den Raum der zu regenerierenden Schilddrüse und somit verhindert sie den Raum vom Öffnen, den Raum, in dem es bereits eine normale gewachsene Schilddrüse gibt.

Wissen Sie, es ist ein sehr interessanter technologischer Teil. Stellen Sie sich vor, dass ein gewöhnliches Blatt Papier ein für die Regenerierung des Gewebes oder eines ganzen Organes geforderter Raum ist. Zeichnen Sie in der Mitte dieses Blattes das gefragte Organ, ich werde die für Sie verständlichen Worte nutzen. Dann falten Sie das Blatt in der Mitte, das gezeichnete Organ soll auf der inneren Seite bleiben und es soll von außen nicht zu sehen sein. Fertig? Also Sie werden dann eine vollkommene und effektive Regenerierung des Organes erschaffen, wenn dieses Blatt im Körper des Menschen vollständig entfaltet wird, die entsprechenden physischen und physiologischen Stellen im Körper belegt sind und dadurch die einheitliche Struktur des Körpers vereint ist. Solange es nicht geschehen ist und das Blatt – der Raum – nicht entfaltet ist, kann man die Arbeit als nicht im vollen Umfang erledigt betrachten; man kann diese durch zum Beispiel verschiedene Ereignisse im Leben des Menschen beeinflussen. Aus diesem Grund, wenn ich die Ultraschalaufnahmen und Ultraschalbefunde sehe und analysiere, kann ich in vielen Fällen sehen, dass der Fachmann in diesem Bereich schreibt, dass die Schilddrüse sich mehr und mehr vergrößert, ohne die genauen Maßen anzugeben, er benutzt aber das Wort *wachsen* nicht. Deswegen wenn im Körper die Störungen auftreten, die zu den ernsthaften Problemen führen - zum Beispiel zu einem Tumor - steigen zunächst in vielen Fällen die bestimmten Normwerte – zum Beispiel die Hormonwerte. Dies führt zu einem inneren Kampf zwischen der sich vergrößerten Zahl der Hormone und dem Raum eines Organes, in dem ein Tumor gewachsen ist. Sobald die Situation im Raum des Organes normalisiert und die Steigerung der Hormone gestoppt ist, verschwinden die meisten Tumore. Die Tumore sind übrigens aufgetreten als ein Signal aus dem Raum des Organes für den Hormonhaushalt im Körper des Menschen mit dem einzigen Ziel – die Werte der ein oder anderen Hormone steigen zu lassen. Und sobald die Steigerung statt gefunden hat, ist der Tumor aufgetreten.

Im Allgemeinen und speziell in diesem Thema möchte ich Sie zu einem anderen Heilungsaspekt führen – dem Aspekt der Ausscheidung des Problems aus dem Körper des Menschen. Und wie Sie vielleicht bereits verstanden haben, bei den Kindern – aus dem

Raum der Gesundheit des Körpers, bei den Erwachsenen – aus dem Raum der Ereignisse.

In einem der Räume im Körper des Menschen oder in seinen Ereignissen ist ein Problem entstanden, was sich wiederum auf den Körper des Menschen auswirkt. Der Mensch hat dieses Problem zunächst nicht gesehen, dann hat er sich entschlossen, dass es bereits zu spät ist und er allein mit diesem Problem nicht zu Recht kommt. Aus technologischer Sicht sieht es so aus, dass es notwendig ist, den Grund des entstandenen Problems richtig zu diagnostizieren und das Problem außerhalb des Raums seines Lebens auszuscheiden, indem man dieses bis zu dem Niveau zerlegt, auf dem das Problem aufhört zu existieren - auf Grund seiner erfolgreichen Lösung. Ich wiederhole mich: jeder Mensch macht es und erschafft es in seinem Leben, spiegelt den gefragten Raum seiner Gesundheit und seiner Ereignisse wider. Er merkt es nicht, wie er wächst und wie er die Welt erkennt, und wie er sich in kurzer Zeit ändert, wenn er zum Beispiel etwas lernt oder anfängt, nach der Ausbildung zu arbeiten, oder wenn er bereits zu einem bedeutenden Fachmann geworden ist. Andere Überlegungen, andere Gedanken und ein anderer zu erschaffender Raum.

Wenn Sie den Sinn der Erschaffung der Räume in Ihrem Leben verstehen – egal ob es Ihre Ereignisse oder Ihre Gesundheit ist – können Sie diese Prozesse steuern und nicht nur Ihren Weg harmonisch erschaffen sondern auch das Leben in der ganzen Welt. Deswegen diejenigen, die den Lebensraum erschaffen, in dem Raum existieren und sich entwickeln, haben den gleichen Weg in der Welt aller Menschen. Die Anderen, die den Raum der Zerstörung erschaffen und selbst in den Raum gelangen, haben andere Ereignisse und einen anderen Weg. Aus diesem Grund führen manche ein glückliches Leben - voll mit Menschen, voll mit gegenseitigem Verständnis; andere haben ständig komplizierte Ereignisse, Einsamkeit und denken ständig darüber nach, was gemacht werden soll.

Ich wünsche allen Menschen den Lebensraum zu haben und zu entwickeln, in dem jeder sein Glück findet.

Danke.   21.01.2008

Die Regenerierung des Menschen im Raum des Körpers und der Ereignisse | Thema 207

Um das Thema über den Raum des Menschen und der Ereignisse um ihn herum fortzusetzen, möchte ich sagen, dass viele mit der Gesundheit des Menschen zusammenhängende Probleme sich nicht immer und nicht gleich auf den ganzen Körper verbreiten. Sehr oft wuchern sie in einem Raum und Organ und somit beeinflussen sie den ganzen Körper. Bei den Ereignissen sieht es auch nicht so problematisch aus, wie es vielen am Beispiel ihrer eigenen Ereignisse vorkommt.

Also in vielen Angelegenheiten des Menschen, in vielen Räumen der Zusammenhänge ist alles gut, und der Mensch fühlt sich dort – wenn man darüber nachdenkt und es analysiert – gut und sicher, erschafft weitere Ereignisse und somit baut der Mensch notwendige positive Beziehungen mit verschiedenen Menschen und der ganzen Welt auf. Und wenn sich ein schlechtes Ereignis in einem der Räume der Ereignisse des Menschen angesiedelt hat, muss der Mensch sich zunächst mit sich selbst in seinem Inneren auseinandersetzen und weitere Prioritäten seiner Ziele und Aufgaben im Leben ins Auge fassen. Der Ziele und Aufgaben, die dem Menschen helfen, zu dem Weg der Entwicklung zu kommen, auf dem er immer aus der Sicht der Ereignisse beständig sein wird, da die Aufgabe des Menschen immer dieselbe bleibt - die Entwicklung des Lebens - und sie wird immer die wichtigste sein. Von dieser Aufgabe werden alle anderen Aufgaben ausgehen, durch die der Mensch anstreben wird, sein Ausbildungsniveau, zum Beispiel im technologischen Bereich, aus der Sicht des Ausbaus seines Bewusstseins bis zu dem Niveau der Wahrnehmung der Welt und des Menschen zu erhöhen. Der Mensch wird anstreben, sich in die Richtung zu bewegen, in der er seine Würde und die Kraft der Schöpfung des Lebens in vollem Umfang finden wird. Die Kraft, die fähig ist, in seinem Inneren und rings um ihn herum Versuchungen weg vom Bewusstsein des Menschen zu bringen. Die Versuchungen, die nämlich den Körper und die Ereignisse des Menschen durch deformiertes Verhalten im Leben zu sich selbst und zu anderen Menschen befallen.

Um den Körper und ein bestimmtes Organ regenerieren zu können, lassen Sie uns ein kleines Beispiel betrachten, in dem wir versuchen, uns selbst zu helfen, ein Problem zu bewältigen. Unsere Aufgabe ist es, die Vorgehensweise, den Sinn zu verstehen, genauso wie eigene weitere Handlungen zu verstehen, damit es keine Probleme im Körper gibt. Lassen Sie uns mit diesem Beispiel anfangen, zunächst aber betrachten wir den Sinn des Geschehens.

Um in den Körper des Menschen hinein zu kommen, braucht die Krankheit in vielen Fällen ein paar unkomplizierte Bedingungen für die Nichteinhaltung der Lebensart und Denkweise des Menschen, solche wie die Arbeit des Menschen. Der Mensch kann ohne Arbeit nicht leben und derjenige, der kann, hat andere Probleme mit seiner Gesundheit. Also in jeder Arbeit genauso wie im Leben spielt die Geschwindigkeit eine wichtige Rolle: sobald die Geschwindigkeit der Arbeit gestiegen ist – bis zu dem Niveau, auf dem der Mensch sich selbst und seine Ereignisse so zu sagen hinauf treibt und den Menschen, seine Gesundheit, positive Ereignisse wahrnimmt, entsteht dabei eine Zeitlücke, die für eine Krankheit einen Durchgang darstellt. Was geschieht in dem Moment mit dem Menschen, mit seinem Körper? Es geschieht folgendes. Das Bewusstsein des Menschen schläft im Wachen und reagiert nicht auf die Aufgaben seines Lebens, dabei erledigt er vielleicht seine Arbeit aus Gewohnheit. Dieser Zustand des offensichtlichen Traums des Bewusstseins wird von einem schlechten Schlaf, Reizbarkeit, Schlaflosigkeit, plötzlicher Aggression, Nichtteilnahme des Menschen an seinem Leben und Leben anderer Menschen, Apathie und schlechtem Appetit begleitet. Obwohl, wie Sie wissen, es nicht immer so abläuft, in vielen Fällen kann es sogar umgekehrt sein – sehr guter Appetit und dabei erfolgt eine Gewichtzunahme und wird überflüssiges Wasser gespeichert.

Die Organe im Körper des Menschen spielen eine wichtige Rolle- nicht nur aus physiologischer Sicht sondern auch aus einem anderen auch sehr wichtigen Aspekt: die Organe im Körper des Menschen tragen in sich in verschiedenen Lebensphasen des Menschen, verschiedene Aufgaben, durch die jeder Mensch, nachdem er daraus eine Linie gebaut hat, einen verständlichen Weg der ständigen Entwicklung seiner Persönlichkeit und seines Lebens nach dem Wissen der Seele erzielt sowie eine Erfahrung gewinnt. Offensichtlich deswegen haben die Menschen, die viel reisen, von einem Ort zu einem anderen ziehen, sich für vieles interessieren und vieles wissen, einen kreativen Beruf, sind psychisch ausgeglichen, haben einen gesunden Körper und eine glückliche voll mit Lebenskraft aufgefüllte Aufgabe – gut zu leben; und sie leben länger, Gott sei Dank. Solche Menschen stellen ein Beispiel für viele dar.

Also der Sinn des Raums eines Organes, im Inneren dessen es eine Aufgabe gibt zu leben, erschafft die Voraussetzungen der Entwicklung einer normalen Gesundheit im Körper des Menschen. Ich nehme an, viele haben es gehört oder selbst in ihrem Leben Fälle erlebt, die uns aus irgendwelchen Gründen ständig begleiten; die Erwachsenen sagen, dass sie Kopf- und Halsschmerzen haben, dabei denken Sie ständig für ihre Kinder, die sie eigentlich auf dem Hals haben. Die Erwachsenen erzählen über ihr Leben, dass sie früh angefangen haben zu arbeiten, um die für sie befriedigenden Lebensbedingungen zu erschaffen. Und jetzt tun ihnen ihre Kinder leid, sie lassen diese sehr lange auf dem Hals sitzen ohne zu wissen wofür, dabei möchten die Erwachsenen nichts ändern, das Geld fehlt, der Hals tut weh. Wenn das Geld fehlt, fehlt auch die Energie im Körper, fehlt die Energie, leidet der Körper und der Mensch leidet darunter, dass er sich nicht verwirklichen kann. Es gibt auch andere Beispiele: eine junge oder eine nicht so junge Frau hat seit langem ein Problem mit der Ehe (nicht verheiratet) genauso wie mit den weiblichen Geschlechtsorganen.

Solche Beispiele gibt es sehr viele, sie sind oft neben uns, und wenn man guckt, kann man diese sehen. Manche nehmen sehr viel auf seinen Buckel und tragen es ihr ganzes Leben lang – der Rücken tut weh; jemand geht in die falsche Richtung – Füße tun weh; jemand ärgert sich – er bekommt einen Erkältungsausschlag; jemand beachtet sich selbst nicht, da er denkt, dass er der klügste ist – er bleibt allein mit seiner Meinung; jemand trifft die Entscheidungen für andere – das führt ihn in eine Sackgasse.

Man könnte so weiter machen, aber lassen Sie uns den Sinn betrachten. Der Sinn liegt darin, dass der Mensch, wenn er seine Aufgabe nicht erfüllt, in eine falsche Richtung im Leben gehen kann. Um einen richtigen Weg einzuschlagen, braucht der Mensch die Energie für die äußeren Ereignisse. Daraus ergibt sich, dass der Menschen selbst die Energie einem Organ in seinem Körper wegnimmt. Dieses Organ kann im Nachgang leiden und somit auch der Mensch. In einen energielosen und schwachen Raum des Menschen, in sein Organ kommt eine Krankheit rein, sie fängt an, dort sich zu entwickeln und signalisiert dem Menschen über ihr Dasein.

Wenn der Mensch sich aus dem Zustand des Wachtraums entreißen möchte – wenn sich eine Krankheit in den Körper des Menschen eingeschlichen hat – soll er sein ganzes Leben betrachten und einen Halt machen, um die Ereignisse auszuwerten. Wenn wir uns selbst, die Menschen rings herum, die Welt betrachtet haben, lassen sie uns versuchen, unseren Platz in der Welt und der Gesellschaft, im Privatleben zu verstehen und dabei die Aufgaben, die tatsächlich erfüllt werden – die Aufgaben, die Erfüllung deren der Mensch nicht auf andere abwälzt - hervorheben. Wenn Sie es verstanden haben, dann haben Sie auch den sinn der Regenerierung verstanden. Um ein Organ und den Raum des Körpers zu regenerieren, muss man in seinem Inneren sein Bild widerspiegeln, das in den Raum, in dem es ein Problem gibt, die Energie der äußeren positiven Ereignisse hineinbringt; der Ereignisse, die fähig sind, in einer kurzen Zeit die Ganzheitlichkeit des Raums und das Organ in dem einheitlichen System des ganzen Körpers zu regenerieren. In diesem Fall bekämpfen wir nicht wie sonst die Krankheit sondern regenerieren den Körper, das Organ und den Raum bis zu der Gesundheitsnorm, somit entwenden wir der Krankheit die Kraft und ihr Dasein im Körper des Menschen. Wenn wir die Krankheit bekämpfen würden, würden wir Zeit und die Kraft des Bewusstseins des Menschen verlieren genauso wie viele Außenhandlungen. Aber unsere Aufgabe ist es, den Körper des Menschen vollständig zu regenerieren, also lassen Sie uns es und nichts anderes auch tun und unsere innere und äußere Energie für die Regenerierung des Körpers und nicht für einen sinnlosen Kampf verwenden.

Die Definition der Aufgabe, in der Sie Ihr Bild im Inneren Ihres Körpers erschaffen, ist ein ungefähres Verstehen dessen, dass es Gott in der Seele des Menschen gibt. Wenn Sie sich in dem von Ihnen geschaffenen Bild von sich selbst in ihrem Inneren befinden, können Sie Ihre Ereignisse und Ihre Gesundheit steuern. Wenn Sie verstehen, wie Ihr Körper strukturiert ist, können Sie das Wissen der Seele anwenden. *Das Wissen der Seele erweitert die Sphäre des Verstehens und der Wahrnehmung vom Menschen der Wirklichkeit des Lebens der Ereignisse;* der Wirklichkeit, in der der Mensch schöpft so wie Gott schöpft; der Mensch kann nach dem Wissen Gottes schöpfen, indem er dieses als die Realität seines Lebens, die Realität des Wissens der Seele, das seinen physischen Körper wiederaufbaut, erschließt.

Das Bild, das im Raum des problematischen aber auch gesunden Organes erschaffen worden ist und sich dort befindet, kann immer aus der Außenwelt aus durch die Ereignisse und die Gedanken des Menschen gesteuert werden – wie auch durch das ursprüngliche System der Steuerung von seinem Körper.

Das Bild im Inneren des Menschen reagiert auf alles, was mit dem Menschen geschieht, auf alles, was der Mensch denkt und erschafft. Und wenn der Mensch den inneren und äußeren Raum als einen glücklichen und erfolgreichen Raum erschafft, gibt es und wird es keinen Platz für mit dem Menschen verbundene Krankheiten und Probleme geben, da der Mensch selbst den Lebensraum erschafft, der mit heller und positiver Energie aufgefüllt ist, die durch gute und positive Ereignisse in seinem Leben verstärkt ist.

Das Bild des Menschen im Raum des Organes regeneriert die Lebensenergie durch das Bild des äußeren Körpers und des Lichtes der Seele, in dem die Seele die Aufgabe des gegebenen Organes durch *das Licht des Wissens des Bewusstseins* des Menschen realisiert.

Das Licht des Bildes, das sich aus der Seele des Menschen auf den ganzen Körper, das Organ und die Zellen verbreitet, transformiert die Krankheit und so zu sagen markiert für den Menschen einen Orientierungspunkt der Ereignisse, zu denen der Mensch auf keinen Fall gehen soll – weil diese für ihn nutzlos sind, weil er sonst von seinem Weg abkommen und sich mit einer nutzlosen und sinnlosen Sache beschäftigen könnte.

Der Mensch, der sein Bild in seinem Inneren, in der Umwelt widerspiegelt, spiegelt seinen Weg, der ihn direkt zu Gott führt wider, und es ist der Sinn der Aufgabe der Entwicklung jedes Menschen.

Es soll im Leben von Menschen Freude und keine Müdigkeit geben; es soll im Leben die ehrliche und treue Liebe und keine Lüge und keinen Betrug geben; es sollen im Leben verständnisvolle und sensible Menschen und keine Mechanismen des gegebenen Systems, die fähig sind zu hören, geben; es soll Leben im Leben und keine Krankheiten geben. Deswegen erschaffen Sie sich als einen Menschen, investieren Sie in die Entwicklung Ihres Wesens das Gute und Sie werden im Leben zu dem kommen, der alle liebt und auf alle aufpasst!

Danke.   22.01.2008

Das Bild im Inneren des Menschen Teil 1 | Thema 208

In diesem Thema ziehe ich den Schlussstrich unter einer Rechnung in Form eines Orientierungspunktes des Weges des Menschen, indem ich die letzten Themen des dritten Kapitels verbinde, um klar zu machen, worauf ich hinaus möchte, worüber ich spreche und worin der Sinn des Gesagten liegt. Ich beginne vom Anfang des Weges und werde über die Regenerierung des Menschen sprechen.

Am Anfang hat jeder Mensch seine innere Aufgabe, die er während des Aufbaus seines Weges widerspiegelt, er erschließt für sich die Welt durch Begegnungen mit Menschen, durch die Hilfe für Menschen und Menschen wiederum helfen ihm. Dann wird es klar, dass alle Menschen auf Ihrem Weg, die Ihnen im Leben begegnen, es bereits auf dem Weg gibt, den Sie in Ihrem Inneren gewählt haben. Alles wird von Ihrer Wahl der Realität abhängig sein, in der Sie diesen Menschen begegnen und ihnen und sich selbst eine zumutbare und verständliche Hilfe leisten möchten. Diese erste Phase wird in höherem Maß von der zugänglichen Erschließung Ihres Wissens sowie des Wissens der Menschen, von Ihrer Ehrlichkeit und Ihrem Wunsch zu helfen abhängig sein. Somit werden Sie den ersten Keim des Wissens pflanzen, das in Ihrem Leben eine wichtige und ausschlaggebende Rolle spielen wird. So muss man es immer tun, und in dieser Phase wird die Energie des Menschen eine große Rolle in seiner Regenerierung spielen, und das muss beachtet werden.

Jedes Vorhaben, jede Ihrer Handlungen wird von einem großen Energieimpuls begleitet, die Energie, in der es einen Kern der Hilfe für den Menschen gibt, ein Kern, den Sie auf Ihrem Weg gepflanzt haben, auf dem es bereits alle Menschen gibt, genauso wie alle mit diesen Menschen verbundenen **Ereignisse.** Wenn Sie **in erster Linie** den Menschen Acht geben und ihnen helfen, beleuchten Sie somit die äußeren Ereignisse Ihres Weges, auf dem es ein Ereignis – Ihre Gesundheit – gibt.

Das Bild dessen, was Sie machen, ist die Hilfe für den Menschen. Sie gehen weiter und der Kern des Wissens wächst in Ihrer Seele. Weiter werden andere Fragen bezüglich Regenerierung gestellt, solche wie die Regenerierung des Gewebes. Um das Gewebe regenerieren zu können, muss man einen mächtigen Energieträger haben, zum Beispiel einen aktiven Raum des Organes im Körper des Menschen – einen sehr mächtigen geistigen Impuls, der in sich eine vollständige Information über das Organ trägt. Wenn wir die Energie und Information verbinden, bekommen wir die Realität, die erstens steuerbar ist und zweitens das fehlende Organ im Körper des Menschen durch das Licht des Wissens in der Seele des Menschen erschließt. Durch das Licht, das es erlaubt, nicht nur Menschen auf Ihrem Weg sondern auch den Weg selbst sowie die Welt aller Menschen zu sehen.

Wenn Sie Menschen auf diesem Weg helfen und Ihre innere Aufgabe realisieren, helfen Sie vollkommen und realistisch Menschen gesund zu bleiben; dabei denken Sie darüber nach, wie es weiter laufen wird, ob Sie zusammen mit allen diesen Weg weiter gehen können und dadurch das Wissen der Seele des Menschen durch die Welt rings herum erschließen. Dann versteht der Mensch, dass wenn man verschiedene Krankheiten heilen und das Gewebe und Organe regenerieren kann, dann kann man auch den Weg gehen, auf dem man nicht nur bei den gesundheitlichen Problemen helfen kann, sondern die Welt wirklich sehen kann, die Welt, in der es keine Krankheiten, keine Zerstörung und keinen Krieg gibt.

Natürlich fragt jeder sich, ob es alles realistisch ist, da in der Welt der Menschen das alles nach dem Willen des Menschen gibt, und ob es sich ändern kann? Wahrscheinlich nicht, wahrscheinlich ja, je nach dem wie Sie Ihren Weg sehen, in dem es alles gibt, unter Andrem auch Sie – glücklich und gesund, Sie gehen und erschaffen den Weg zu Gott. Wenn Sie aber an Gott und Ihren Weg nicht glauben, dann wird es schwieriger - bedingt schwieriger, hängt davon ab, woran Sie glauben. An sich? Glauben Sie, wenn Sie krank sind? Oder werden Sie nicht krank, wenn Sie glauben? Vielleicht glauben Sie an Ihren Nächsten? Das wäre aber schwierig wenn Sie an sich nicht glauben. Vielleicht glauben Sie an das Geld und seine Macht? Aber das Geld war gestern alle oder wird alle morgen und Geld fehlt immer. Vielleicht glauben Sie an Ihren Verstand, der das Leben verleugnet? Aber vielleicht glauben Sie ans Leben und deswegen leben wir alle nicht lange?

Ich verwende verständliche und einfache Wörter wie normale Menschen und überlege mir die Antworten – so wie Sie - auf dieselben Fragen die ich Ihnen stelle. Woran und an wen glauben wir? Ich fordere Sie nicht auf, eine schnelle und dringende Antwort zu geben, ich sage Ihnen einfach, dass Sie an sich, Menschen, die Welt und an Ihren Weg denken, daran wohin er führt. Wahrscheinlich wissen Sie, wohin der Weg Sie führt – das ist Ihr Weg, Sie erschaffen ihn, indem Sie die für Sie notwendigen Ereignisse, Wissen und Beziehungen mit verschiedenen Menschen widerspiegeln. Und wenn Sie keine guten Beziehungen mit bestimmten Menschen erschaffen und widerspiegeln, dann brauchen Sie das so. Aus logischer Sicht kann es nur Ihnen in Ihrem Leben von Nutzen sein, wem sonst? Wenn Sie es aber nicht brauchen, ändern Sie einfach die Beziehungen, indem Sie auf eine kardinale Weise die Beziehungen mit allen verbessern

© И.В. Арепьев, 2010

und auf Ihre persönliche unter anderem auch innere Beschwerden einem Menschen gegenüber verzichten. Und Ihr Leben wird nicht nur einfacher sondern auch verständlicher. Sobald Sie es gemacht haben, gehen wir weiter, dorthin wo wir mit Ihnen über bestimmte Räume im Inneren des Menschen – ohne Zeit und außerhalb des Menschen – mit Zeit - gesprochen haben.

Wir sprechen über das Bild des Menschen, das wir im Inneren des Menschen positionieren, an dem Ort, an dem die Gesundheit – das Organ - regeneriert werden muss. Dort erschaffen wir ebenso das Bild, im Inneren dessen spiegeln wir den inneren Raum, und das Wesen des ursprünglich erschaffenen Raums und den Mechanismus selbst – lassen Sie uns ihn so nennen – wider.

Was spiegeln wir im Bild wider und warum spielt es so eine große Rolle? Ich kläre es auf. Manchen wird es schwer fallen zu verstehen, manchen vielleicht nicht. Wir können auf physischer Ebene eine Zelle und Chromosomen in einem elektronischen und sehr leistungsstarken Mikroskop betrachten, dabei können wir viele Spaltungs-, Bildungs- und Verbindungsprozesse der Zelle beobachten. Wir können sogar für die Übersichtlichkeit verschiedene Zellenteile verschieden färben und dann können wir sehen, verstehen und die Reihenfolge des Geschehens notieren. Die Wissenschaft macht das Gleiche jeden Tag mit dem Ziel, physisch das Rätsel der Zelle zu lösen, obwohl diese bereits in und auswendig erforscht ist. Und die Wissenschaftler hoffen – wie merkwürdig es auch sein mag – auf ein Wunder, das Wunder der Offenbarung, das das Verstehen und den Durchbruch in der Wissenschaft selbst mit sich bringt. Und so lange bleibt es ein penibles Studieren und Verstehen, eine weitere Beschreibung und Anwendung, mal auf der Ebene des Experiments, mal auf der Ebene der Vermutung, mal auf der Ebene des Versuchs – es gibt von allem ein bisschen. Das ist keine Kritik, lassen Sie uns darüber einig sein, dass ich so was nie mache – auf Grund einer anderen Lebensposition und Lebensaufgabe, das ist der Fakt.

Um die eine oder andere Krankheit heilen zu können muss man diese verstehen können - mit anderen Worten entziffern können - dann ist das positive Ergebnis in den meisten Fällen garantiert. Solange man die Krankheit – mindestens einige Positionen – nicht versteht, und manche möchten es nicht verstehen und nicht akzeptieren - gibt es kein Ergebnis. Wir alle sind Menschen, Ärzte werden manchmal auch krank und wenn bei einem Arzt ein Problem aufgetreten ist, wird es auf dieselbe Weise gelöst, auf die es bei den anderen Menschen und Ärzten gelöst wird. Es ist ein großer Abdruck bestimmter Kommunikation und Erfahrung, und je ernsthafter die Krankheit ist, desto ernsthafter wird die Einstellung zu dem, was andere Menschen tun, um anderen zu helfen, desto ernsthafter wird dessen Begreifen. Deswegen kommt es nur so vor, dass andere Bedingungen oder andere Medikamente, die retten, existieren. So was gibt es **nicht**. Und die, die es gibt, wirken auf alle gleich. Deswegen befinden sich alle in **derselben Lage**, was unterschiedlich ist sind die Einstellungen, aber die Lage ist dieselbe für alle Menschen – die menschliche.

Also wenn Sie an die Regenerierung einer Zelle herangehen, müssen Sie einen bestimmten Raum, in dem es keine Zeit aber eine Zelle gibt, sehen können, und ihr Bild dem Körper des Menschen gleicht oder sogar größer ist. Deswegen wenn man in ein elektronisches leistungsstarkes Mikroskop guckt, kann man eine physische Zelle sehen und in ihr und rings um sie herum – genau so wie in Ihnen – kann man die Zeit spüren; die Zeit die den Raum bestimmt, in dem eine kleine Zelle im Körper des Menschen kaum zu sehen ist; und es ist nicht ganz klar, wie sie funktioniert. Einiges ist klar, einiges – nicht.

Wie wächst ein Organ, wenn unter dem Mikroskop alles klar ist aber es keine logische Erklärung gibt; das Wachstum ist da aber es keinen Glauben gibt? Welchen Weg in seinem Leben geht der Mensch, auf dem es keinen Glauben gibt oder wie? Was ist richtiger und zugänglicher: zu glauben und zu helfen oder nicht zu glauben und zu verleugnen, über den Frieden, Menschen, Schöpfung zu sprechen und an der eigenen Oberfläche alles, was dem Menschen helfen könnte, abzulehnen?

Ich werde kein Geheimnis lüften wenn ich sage, dass ich ein gläubiger Mensch, ein Christ, bin und unser Glauben an den Christus der Glauben an das ewige Leben und Auferstehen ist, wir gehen alle dorthin, alle die wünschen und glauben. Ich frage alle Kenner: wenn wir gehen, wo sind wir jetzt, wie ist das Ergebnis und wer fixiert es, und auf welcher Ebene? Es sind über zweitausend Jahre vergangen, gibt es Fakten über Auferstehen und Heilung? Wenn es sie gibt, dann gibt es sie. Lassen Sie uns auf sie in der Realität zugehen und diese in unser Bewusstsein physisch zu zulassen; lassen Sie uns über sie sprechen, da es unser Glauben ist, sein Hauptteil, der für alle Menschen von Interesse ist. Wahrscheinlich läuft es in unserem Leben anders. Wenn du einem Menschen geholfen hast, hast ihn geheilt, kann es der Wahrheit entsprechen. Wenn du das Gewebe regeneriert hast, kann es der Wahrheit nicht entsprechen, da so was der Wissenschaft unbekannt ist. Du kannst nicht klüger als die anderen sein, sei wie die anderen und es wird alles gut bei dir sein; wir haben es noch nicht vor, das heißt wir haben Pläne, es irgendwann in der Zukunft zu machen und Erfolge zu erzielen. Und was ist mit der Wahl des Menschen, mit der Freiheit? Als Antwort darauf – Stille. Vielleicht denken Sie an das Wissen über das Auferstehen? Außer dessen, dass ich ein Mensch bin, bin ich ein Christ. Nein, Mensch, höre ich von der anderen Seite, das alles ist Irrglaube. Und was ist mit unserem Glauben an den Christus, an das ewige Leben, ans Auferstehen? Komm und bete und es wird alles gut sein. Wissen Sie, ich bitte Gott, meinen Geist und mein Wissen des Weges der Hilfe für alle zu stärken, ich verurteile niemanden, ich habe so was nicht in meiner Seele; und ich bin froh, dass Gott mir das Andere als einem Menschen gegeben hat und dass ich selbst mir das, was man Verurteilung nennt, auf meinem Weg nicht angeeignet habe. Ich spreche jetzt über die Geistigkeit und den Weg des Menschen, über seine Offenheit und nicht über seine Verkrampfung im Leben.

Das Leben an sich ist der ganze Mensch und die ganze Welt; und es ist eine Illusion, dass man diese begrenzen kann, obwohl manche der Meinung sind, dass es zu machen ist. Das von Gott gegebene Leben kommt von Gott und niemand kann die Lebensquelle, die von Gott zu jedem Menschen kommt, ändern, schließen oder verbieten. Aber die Menschen auf der Erde können für sich unerträgliche Lebensbedingungen schaffen, worüber ich eigentlich gerade spreche, indem ich über eine andere menschliche Seite erzähle – über eine warmherzige und göttliche Seite, über die Seite, in der der Mensch selbst auf eine für alle zugängliche Weise das Leben aller Menschen entwickelt. Wann kommen diese Zeiten? Wann werden wir diese näher bringen? Wir werden noch über diesen Weg im zweiten Teil sprechen.

Danke.   25.01.2008

Das Bild im Inneren des Menschen. Teil 2 | Thema 209

Um das Thema „Das Bild im Inneren des Menschen" fortzusetzen, möchte ich betonen, dass *das Bild im Inneren des Menschen seine Wahl, sein Weg ist,* der Weg, den der Mensch in seinem Leben durch die Ereignisse widerspiegelt, die Ereignisse, die der Mensch selbst aufbaut und mit seiner Seele akzeptiert, mit dem Licht der Welt beleuchtet, der Welt, in der sich das Wissen der Seele widerspiegelt.

Was ist das Wissen der Seele auf dem Weg des Menschen? Das Wissen der Seele ist das Leben des Menschen, das er nach dem Wille Gottes und seinem Wille bekommen hat; das Leben, das in die Richtung der Lebensquelle geht.

Was öffnet uns unser weiterer Weg in unserem Leben, in der Welt? Unser Weg öffnet uns eine sehr genaue Sichtweise der Welt und aller Menschen, eine Sichtweise der Prozesse des Lebens und der Gesetze, die uns den Weg zu Gott erschließen.

Was ist in unserem Leben das Erschließen von Gott? –Das Leben des Menschen.

Aber wie kann man das Leben des Menschen erschließen, wenn man selbst lebt? Das Leben erschließen kann und muss man nur durch einen gemeinsamen Weg aller Menschen, durch die Erweckung des Menschen und des Glaubens.

Lassen Sie uns eine Abmachung treffen und zwar, dass wir nichts fürchten und nichts ablehnen werden, einmal im Leben hören wir zu Ende zu. Wir alle sind freie Menschen. Nicht wahr? Wir können alles was uns gefällt, was wir kennen, akzeptieren oder wir können das, was wir nicht kennen und was es aber in unserer Seele gibt, nicht akzeptieren.

Gibt es Leben in unserer Seele? – Ja.

Gibt es Christus und seinen Glauben an Gott in unserer Seele? – Ja.

Gibt es das Verstehen des Lebens in unserer Seele? – Ja.

Was ist das Erschließen des Lebens in der Welt für den Menschen, zum Beispiel für Sie, ist es nicht die Erweckung des Menschen? Die Erweckung als das vollständige Verstehen und Erschließen des Lebens.

Was muss man machen und wie, um den Menschen zu erwecken? Man muss das Leben, das aus der Quelle des einheitlichen Gottes zu jedem Menschen geht, erschließen. Wenn wir Gott sehen und uns ihm nähern, sehen und verstehen wir die Bewegung des Lebens in Richtung Menschen, wir können den Menschen in der Welt und seine innere Welt erwecken, indem wir das Leben Gottes aus unserem Inneren zu allen Menschen gehen lassen.

© И.В. Арепьев, 2010

Was ist eine Krankheit des Menschen? Eine Krankheit ist eine geschlossene Tür, hinter der sich der Mensch befindet.

Was ist die Gesundheit des Menschen? Es ist eine offene Tür in die Welt des Menschen und an der Schwelle steht der Mensch selbst.

Wenn der Mensch zu Gott geht, kann er an der Rettung, der Hilfe des Lebens, dem Glauben und der Erweckung des Menschen vorbei gehen? Nein. Der Mensch kann diesen Weg nicht gehen ohne seine Mühe darein zu investieren. Jemand kann es und er legt durch sein Gebet einen langen Weg zurück, indem er rettet, heilt, lenkt und erweckt. Ja, ja er erweckt Menschen, wenn diese sich bereits an der Grenze der Tür befinden, die sich fast geschlossen hat. Und solche Menschen, die wahrhaftig an Gott glauben, gibt es sehr viele.

Jeder von uns möchte zu Gott gehen, aber nicht jeder von uns betet und weiß sogar, wie man betet. Man befindet sich ständig im Stress und ist immer beschäftigt. Wenn Sie auf Ihrem Weg das Leben erschließen, erschließen Sie das Leben einem Menschen. Man kann darüber viel und lang nachdenken, man kann darüber diskutieren und dies belegen, aber sogar dadurch, was ich gerade gesagt habe, kann man dies nicht verstehen und nicht berühren; man kann das Wichtigste nicht verstehen, dass es eine ursprüngliche Handlung Gottes ist, die unsere Handlung beinhaltet, die ebenso ursprünglich ist – zu sehen, zu verstehen und zu akzeptieren.

Gott hat jedem von uns das Leben geschenkt, aber nicht jeder von uns konnte sein Leben richtig nutzen. Das ist aber kein Ende, es gibt überhaupt kein Ende, es gibt eine Lebensquelle – Gott, und wir spiegeln in Gott nach seiner Erlaubnis das Leben wider, wir können das Leben des Menschen widerspiegeln, dessen Tür geschlossen ist, da wir diese Tür zusammen öffnen können! Was für Liebe gibt es in uns – die Liebe Gottes! Hören Sie bloß zu und Sie werden das Leben sehen, sie werden die Welt und diejenigen sehen, die gehen und Sie fordern, ihnen zu helfen, das Leben zu finden und den Schatten des Nichtwissens zu beseitigen.

Wissen Sie, ich begegne ab und zu Menschen, die sich mit dem Prozess des Erweckens des Menschen beschäftigen, indem Sie das Wissen der Welt aller Menschen erschließen. In den ersten Phasen fangen die Menschen an, die Widerspiegelung der Menschen, mit denen sie zusammen arbeiten, zu sehen. Die erweckten Menschen kommen und spiegeln sich an verschiedenen Orten und auf verschiedene Weise wider, und dies verleiht den Menschen eine große Sicherheit auf ihrem Weg im Leben. Es geschieht vieles und manchen Gesprächen konnte ich entnehmen, dass bei vielen diese Ebene des Erweckens einen physischen Charakter trägt. Es wurde viel getratscht, getobt, getan

© И.В. Арепьев, 2010

über das, was geschah und nicht geschah, es entstand das, woran keiner gedacht hat. In Wirklichkeit aber ist alles viel einfacher – es kam aus dem Inneren des Menschen: Verzweiflung, Glaubensverlust und Sorgen – kurz gesagt alles.

Wissen Sie, es fällt mir schwer darüber zu reden, vielleicht brauche ich es gar nicht, aber ich möchte trotzdem meine Meinung äußern. Lassen Sie uns alles aus der Sicht des Weges zu Gott betrachten, den ich meine. Der wichtigste Teil dieses Weges ist das Leben des Menschen, sein Erwecken. Nicht wahr? Wenn es so ist, lassen Sie uns alle Prozesse aus der Ferne betrachten, so wie sie sind.

Für die Heilung braucht man Zeit, das heißt, dass die Zeit eine Strecke zwischen zwei Objekten ist. Man muss das im Körper des Menschen fehlende Organ regenerieren und das wiederum ist ein technologischer Fakt des Erweckens des Gewebes in der menschlichen Persönlichkeit, in seinem physischen Körper – ich würde es so nennen; ich würde die Regenerierung des Gewebes nicht als die Heilung des Körpers bezeichnen, obwohl man es auch aus dieser Sicht betrachten kann.

Lassen Sie uns weiter gehen, ich möchte das Wort gehen betonen, da es sehr wichtig ist, glauben Sie mir. Weiter kommt das Erwecken des Menschen und diejenigen, die sich damit beschäftigen – ich werde es so bezeichnen, wenn ich darf – wurden in einem Moment sehr müde, weil es sich in physischer Form nicht äußert und sie können es nicht sehen und nicht fühlen. Aus diesem Grund geht ihr Glauben aus. Im Bezug auf das Thema „Das Bild und der Weg des Menschen" möchte ich noch Mal sagen: das Ziel und die Aufgabe des Menschen ist es, in die Welt Gottes einzutreten und dabei Gott in sich zu akzeptieren. Gott zu akzeptieren, um alle Menschen in der Welt zu vereinen und das Wissen Gottes zu erlangen, das direkte und wahrhafte Wissen, das von Gott übermittelt wird. In dem Fall ist der Weg der Entwicklung der Menschen sehr wichtig, genauso wichtig ist es, dass die Menschen das Gesagte verstehen. Viele Menschen sprechen über bestimmte Dinge, ohne dessen Sinn vollständig zu verstehen. Vielleicht sehen sie Phantome, die sich von dem Menschen reflektieren, und dass dieser Prozess unendlich ist. Und wie sollen wir in dem Fall ein Ergebnis aus dem Treffen mit den uns entgegen kommenden Menschen erzielen?

Alle haben wie immer Recht, Ihre Gerechtigkeit kommt von Herzen. Ich habe mit Ihnen über den Weg zu Gott gesprochen. Was liegt diesem Weg zugrunde? Das Leben des Menschen. Was ist das Leben des Menschen? Das Leben ist das Licht der Seele Gottes. Deswegen sind wir Gott wert, er kennt jeden, da er seine Seele kennt. Wenn wir auf dem Weg zu Gott sind, wenn wir ihm entgegen kommen, erkennen wir auf diesem Weg der Vereinigung aller in einer gemeinsamen Welt, durch die Aufgabe ewig zu leben das

© И.В. Арепьев, 2010

Wissen Gottes, das Wissen unseres Weges, auf dem das Leben unendlich ist, deswegen sind die Lebensprozesse ebenso unendlich.

Ihr alle habt Recht. Aber eine Störung in Ihrem Inneren geschieht auf der Ebene, auf der ein Mensch, der sich mit diesem Prozess beschäftigt, ein Ergebnis in Bezug auf das Erschließen des ewigen Lebens bei einem anderen Menschen erzielen möchte. Und dieser Prozess ist tatsächlich unendlich – aus der Sicht der Entwicklung des Lebens durch Gott und den Menschen – und natürlich ist er auch im Menschen, in seinem Weg zu Gott unendlich. Aber wenn Sie diesen Weg gehen, begegnen Sie dem Menschen, die auf physischer Ebene regeneriert sind, da es die erste Stufe in der einheitlichen Welt Gottes und der Aufgabe des Menschen, ewig zu leben, ist.

Wenn Sie den Sinn erkennen, erzielen Sie das Ergebnis Ihrem Glauben entsprechend. Sonst ist es sehr interessant: ich möchte gesund werden aber ich möchte nichts in meinem Leben verändern. Ich werde mich damit nicht beschäftigen, nicht weil ich es nicht möchte sondern weil der Mensch es nicht möchte. Er möchte seine Last auf meine Schultern verlegen und denkt es sei richtig. Ich heile nicht, ich lehre: wenn Sie verstehen, werden Sie gesund, wenn Sie nicht verstehen, machen Sie nichts und warten mit Ihrer Last auf Ihre Genesung. Das Nichtverstehen ist der Nichtwille des Menschen sich zu erkennen, und es hat mit mir oder jemand anderem nichts zu tun. Dann ist es so, dass man helfen könnte aber hilft nicht? Nein, das ist nicht ganz so. Man möchte und kann demjenigen helfen, der Hilfe braucht und versucht Hilfe zu bekommen. Und wenn man kann und will aber ein anderer nicht, wie kann man ihm helfen? Er will nicht aber du sprichst mit ihm über das Wissen – es ist so und so gut – er erwidert: „Und ich will nicht!"

Also im Bezug auf das Erwecken bildet sich ebenso eine interessante Lage auf: ich möchte jemanden erwecken aber ich selbst kann diesen Weg nicht gehen – möchte nicht, wurde nicht gelehrt, weiß es nicht. Das alles stimmt, aber ausgerechnet deswegen muss man diesen Weg verstehen und die weitere Aufgabe erkennen. Es kann so einfach nicht sein, aber es ist in Wirklichkeit einfach, wenn man es weiß. Es ergibt sich eine kleine Unstimmigkeit, eine ganz einfache: *das Erwecken ist eine ursprüngliche Handlung Gottes, die er jedem Menschen schenkt.* Der Mensch, wenn er Gott um das Wissen über die Struktur der Welt und deren Verstehen bittet, erlangt das Wissen, das es erlaubt, das ewige Leben eines anderen Menschen widerzuspiegeln, ohne dabei an sein Leben zu denken und sich bei Gott zu bedanken. Um es machen zu können, muss man sich mit Gott treffen, dafür muss man ein sehr pflichtbewusster Mensch sein. Stellen Sie sich vor, Sie haben Gäste zu Ihnen eingeladen, haben einen Kuchen gebacken und haben aber Ihren Kuchen selbst nicht gegessen. Wofür haben Sie Gäste eingeladen? Sie haben das Erwecken widergespiegelt und ein Ergebnis erreicht ohne etwas rings um Sie herum zu verändern, und sind aus einer Sackgasse in eine andere geraten. Und wie soll es demjenigen gehen, der möchte Papiere, einen Pass, Arbeit, den Status eines Menschen in der Welt erlangen, oder sollen wir ihn und seinen Glauben an Gott in einer Abstellkammer verstecken? Wie soll es ohne Diskussion in der Gesellschaft und ohne Verabschiedung entsprechender regulativer Gesetze und Verordnungen des Staates gehen, wie soll es ohne totale Zustimmung und totales Verstehen der Menschen gehen? Wie soll es sein? Obwohl es vielleicht doch sein kann und das Beispiel dafür ist der Retter der Menschheit – der Christus. Er hat uns den Weg an seinem Beispiel gezeigt aber wir sind in unserem Glauben, Ergebnis und unserer Arbeit weiter gegangen.

Ich sage darüber noch mal was ich weiß und was ich denke: ich bin ein Mensch und ich nenne mich „Mensch", ich lege meinen Augenmerk auf verschiedene Sachen im Leben – Wissenschaft und Religion; als ein Mensch freue ich mich darüber, dass orthodoxe Kirchen wider aufgebaut werden, es werden mehr davon aber in Wirklichkeit so viele wie viele es früher gab. Wann früher? Damals, als es mehr Glauben gab; und jetzt gibt es mehr Geld.

Der Glauben des Menschen ist am wichtigsten und wir bauen durch unseren Glauben das wieder auf, was es gab und gibt, warten auf unsere Nächsten auf dem Weg und im Leben, wir sehnen uns nach ihrem Erwecken in uns und in unseren Seelen, wir sehnen uns nach ihrem Ankommen durch unser Ankommen zu Gott-Vater, wir sehnen uns nach unserem Geist durch unser Herz, wir sehnen uns nach unserem Leben wie auch nach dem Leben eines jeden, wir sehnen uns danach, denjenigen zu sehen, der uns das alles geschenkt hat.

Wie sollen wir leben und wohin sollen wir gehen, wenn es so einen Weg in unserem Leben nicht gibt? Wie wird unser Leben und unser Glauben sein, wo wird Gott sein, den wir in unser Inneres lassen und den wir akzeptieren, aber unser Herz bleibt dabei geschlossen? Wie können wir über die Geistigkeit des Glaubens des Menschen sprechen ohne in der Welt durch eigenen Weg und eigene Gedanken, durch sich selbst das Leben eines anderen Menschen zu erschließen; was kann wichtiger und wesentlicher sein als das Leben, das uns Gott geschenkt hat? Sollte man alles wieder schließen und nach einiger Zeit wieder öffen, sollte man die Macht an sich reißen, darüber mit den Menschen sprechen und dabei die Menschen an der eigenen Hand, die aber nicht die Hand Gottes ist, führen?!

Wie kann man an Gott glauben und nicht seinen Weg gehen? Wie kann man darüber diskutieren, was die Wahrheit ist und ständig Menschen betrügen und dabei meinen, dass niemand etwas versteht und niemand davon etwas ahnt? Wie kann man einem Menschen verbieten darüber zu sprechen, was ihm am Herzen liegt und dabei über die Freiheit des Lebens des Menschen sprechen? Wie kann man die Wahrheit wegsperren und dabei ruhig schlafen und denken, dass alle Glück haben werden? Treiben uns unsere Ereignisse und unser Leben weiter wenn wir nicht auf dem Weg zu Gott sind? Und was ist das Bild des Menschen, über das wir sprechen, egal ob es Erwecken oder Heilung ist? Ist das vielleicht der Mensch selbst, der in seinem Inneren die Quelle des Lebens – Gott - trägt?

Wir bauen unsere Welten auf, aber kennen wir dabei die Welt Gottes, unsere Welt, in der wir einheitlich sind? Kennen wir das Leben, das Gott uns allen geschenkt hat und über das wir einfach so verfügen, wie wir es können? Was wissen wir über das uns von Gott gegebene Leben, wenn der Mensch keine Möglichkeit hat, sich zu entwickeln? Was wissen wir über uns selbst, über Menschen, über die Welt? Was wissen wir über Krankheiten und darüber, woher sie stammen? Was wissen wir über die Regenerierung des Gewebes und ob wir diese zulassen? Ob wir an das Erwecken glauben, wenn wir in die Kirche zum Beichten gehen und in unserem Inneren um das Beste für uns beten? Wer bin ich wenn nicht ein Mensch, wer sind wir alle wenn nicht Menschen?

Warum gibt es manchmal keine einfachen Antworten auf einfache Fragen? Und was heißt einfach – das Leben oder dessen Verkomplizierung? Verstehen wir die ewige Entwicklung des Lebens, des Menschen und der Welt oder sprechen wir nur darüber ohne den Sinn zu verstehen? Auf wen warten wir am Fenster sitzend, ohne etwas rings um uns herum zu ändern? Auf wen hoffen wir ohne ihm entgegen zu kommen? Wie glauben wir an das Beste ohne es jeden Tag in unseren Gedanken und Taten widerzuspiegeln? Was ist unser Weg – die Entwicklung oder die Hektik? Wenn die Entwicklung, warum bleiben wir stehen bezüglich dieser Fragen? Wenn die Hektik, dann gibt es davon wirklich viel.

Man muss dieses Thema verstehen, um die entsprechenden Schlüsse bezüglich des Weges des Menschen zu ziehen; des Menschen, der sich entschieden hat, zu gehen und eine für alle einheitliche Welt aller Menschen in der Welt Gottes zu erschaffen. Danke.

Ich möchte mein menschliches Dankeschön an alle aussprechen, die sich als Menschen sehen, da dies als erstes kommt, und danach erst Rang, Posten und Titel kommen, in denen jeder Mensch sich durch seinen guten Namen und seine guten Taten widerspiegeln soll.

Danke an alle. 25.01.2008

© И.В. Арепьев, 2010

Das Bild des Menschen. Teil 3.
Die Leinwand der Seele

Thema 210

Wir setzen das Thema „Das Bild des Menschen" fort. Das ist ein sehr umfangreiches Thema und wir werden noch mehrmals zu diesem Thema zurückkehren, genauer gesagt, wir werden das Thema so ausweiten, dass wir ständig vorwärts gehen und immer wieder etwas Neues erkennen, das sich im Inneren – in der Seele des Menschen – befindet.

Wie wir vorhin besprochen haben, gibt es in jeder Zelle – in ihrem Inneren – einen bestimmten Raum, in dem die Zelle selbst mit allen ihren Verbindungen mit dem Körper und anderen Zellen, Organen und Systemen in der einheitlichen Welt des menschlichen Körpers lebt.

Man muss verstehen, dass es im Inneren der Zelle – in ihrem inneren Raum – sehr viele kleinere, bezogen auf die Größe und den Umfang, Räume gibt, in denen alle Elemente dieser Zelle leben und miteinander kommunizieren. Und wenn wir alle Räume in eine einheitliche Struktur eines Tunnelraums verbinden, erzielen wir einen räumlichen Zugang zu der Seele des Menschen. Und in den Räumen selbst sehen wir wie auf einer Leinwand nicht nur die Zellen sondern auch die Organe und den ganzen Körper. Aber wenn wir schon über die Zelle des Menschen sprechen, möchte ich sagen, dass es hinter einer bestimmten Leinwand immer eine Matrixstruktur einer einheitlichen Zelle gibt – mit allen Verbindungen und Elementen.

Man muss verstehen können, dass es möglich ist, im ganzen Körper einen räumlichen bildschirmorientierten Tunnelübergang zu der Seele des Menschen nicht nur zu erschaffen sondern auch widerzuspiegeln. Aber ich entwickle meistens die Richtung der Regenerierung des Körpers des Menschen, zum Beispiel eines Organs und nicht mehr einer Zelle. In diesem Fall kann man die Seele des Menschen näher sehen als in einem widergespiegelten Tunnel der Zelle – bezogen auf gemeinsame Verbindungen. Da die Zelle ein Bestandteil des Tunnels des ganzen Körpers ist und der Körper als eine einheitliche Struktur ein Bestandteil des leuchtenden Lichttunnels des Wissens der Seele ist. Deswegen, wenn man alle Räume in eine einheitliche Struktur des Körpers vereint, kann man einen Zugang zu den Leinwänden bekommen, hinter denen man eine Matrixstruktur des Organs, des Körpers, einer Zelle sowie aller Zellen sehen kann. Somit projiziert man diese Struktur in den Körper des Menschen hinein – gesund und funktionierend im einheitlichen Strom des Lebens des ganzen Körpers. Wissen Sie,

© И.В. Арепьев, 2010

die Entscheidung vieler Heilungsrichtungen liegt ebenso in diesem Bereich. Wenn man solche Krankheiten wie Hepatitis betrachtet, sieht man, dass das gegebene Problem im Körper des Menschen eine Vibrations- sowie eine Widerspiegelungsstruktur hat und dadurch hinein in den Körper des Menschen gelangt.

An dieser Stelle möchte ich detailliert erklären, dass alle Menschen eine innere Impuls-Vibrationsstruktur haben. Und unter bestimmten Bedingungen laufen die Impulse des Menschen in die Richtung der Entwicklung des Menschen selbst, in die Richtung der Entwicklung seines Weges, der Realisierung und Erfüllung seiner Aufgaben. Die innere Vibration unterstützt und auf eine bestimmte Weise regeneriert sie sogar diese Impulse des Menschen genauso wie seine Wünsche und Gedanken. Lassen Sie uns vorstellen, dass der Mensch aus irgendwelchen Gründen von seinem Lebensweg abgekommen ist und angefangen hat, die Ereignisse zu beschleunigen ohne seinem Leben sowie dem Leben und den Ereignissen anderer Menschen zu achten. Seine inneren Impulse, die die äußeren Ereignisse stimulieren, und natürlich seine innere Vibration, haben angefangen, sich durch die Handlung des Menschen zu verändern. Wissen Sie, dass das das von uns betrachtende Problem auch vom Menschen erschaffen wurde, und um es zu lösen, müssen wir unseren Entwicklungsweg verstehen und korrigieren können?

Also die Änderung der inneren Parameter führt zu der Änderung im Inneren des Körpers, die wiederum zu der Schwächung und Ausdehnung des Impulssystems des Körpers des Menschen führt. In diesem Fall wird die Vibration der Verbindungen der Räume in einem bestimmten Organ – zum Beispiel in der Leber - schwächer, und zwar bis zu der Ebene, auf der die Informationsstruktur der Krankheit – des Hepatitis – durch ihre Vibration in einer kurzen oder vielleicht längeren Zeit anfängt, die Reinheit des Organs aufzusammeln. Und dann, wenn die Vibration des geschwächten Organs und Körpers sowie des Weges des Menschen anfängt, die Impulse der Einheitlichkeit des Organs und Körpers zu verlieren, drängt sich das Problem in den Körper und das Organ des Menschen ein. In dem Organ fängt das Problem an, seine Vibration an der Schnittstelle der inneren Räume der Zellen zu verstärken und somit für sich einen Platz frei zu machen. Einfach ausgedrückt, schiebt das Problem einen Raum der Zelle unter die obere oder untere Fläche eines anderen Raums. Es entsteht ein Leerraum im Organ des Menschen. Aber es gibt keine leeren Räume im Körper und in der Welt des Menschen. Das stimmt, es gibt keinen Leerraum. Es gibt ein Problem – ein Problem ist entstanden – im Körper und im Organ des Menschen.

Je weniger der Mensch bereit ist sein Problem zu lösen, desto stärker ist seine Krankheit. Ihre Entwicklung hängt von falschen Handlungen des Menschen ab, und in vielen

Fällen – von seiner Untätigkeit. Sobald die Krankheit einen bestimmten Platz besetzt hat, fängt sie an, den Menschen zu beeinflussen und somit einen bestimmten Rhythmus zu zerstören – die innere Vibration des Menschen, was zu der Zerstörung der Kommunikationssysteme führt.

Was ist eine Zerstörung im Körper des Menschen? Eine Zerstörung ist eine Abhängigkeit von äußeren und inneren ungelösten Aufgaben.

Wer möchte krank werden? Niemand.

Wer möchte abhängig sein? Niemand. Lassen Sie uns alle zusammen versuchen zu verstehen, woher es kommt, wohin es geht und welche Aufgaben dem Menschen gestellt werden und welche Probleme gelöst werden müssen.

Das Wissen ist die Kraft des Menschen, und *die Kraft im Inneren des Menschen* ist seine Vibration, die den Vibrationen aller Menschen in der Welt entspricht. Viele Prozesse liegen auf der Fläche, aber das angebotene System der Kommunikation, Reaktion und Wahrnehmung des Menschen verbirgt diese vor dem menschlichen Auge und führt dadurch den Menschen in die Sackgase des Nichtwissens und versucht das Vibrations-Impuls-System des Körpers des Menschen zu aufzulösen.

Die Welt ist einheitlich wie auch die Menschen einheitlich sind, das ist ein großes Plus und Progress in der Einsicht der Menschen, aber manche nutzen diese Einheitlichkeit für ihre Ziele aus. Und wenn wir die Vibration von so einem Problem wie Aids betrachten, sehen wir, dass diese Krankheit der Gesellschaft und der Moralität der Menschen ebenso ihr System der kurzen Entwicklung und Wirkung hat. Die Vibration der Krankheit kann sich auf die Vibrationen eines ganzen Raums im Körper und auf die Organe des Menschen verbreiten ohne mehrere Räume der Zellen und mehrere Systeme zu beachten. Es ist sehr schwierig, die Aufgaben im Inneren des Körpers zu lösen, wenn das Problem sich im Körper selbst befindet.

Ich versuche es mit einem einfacheren Beispiel - das, was wir wissen, hören und sehen können – aufzuklären. In manchen Fällen werden viele zu Zeugen solcher Prozesse, wir sehen nämlich, wie in einem Staat Werke und Institutionen bemächtigt werden, scheinbar auf einem legalen Weg - nach einem Gerichtsurteil. Aber ohne die Meinung dessen, die dort arbeiten - der Menschen, die ihre Räume haben, in denen sich ihre Familien befinden - zu beachten. Dadurch schlägt die Aktion eine ganze Branche aus, ohne fehlerfreie und nützliche Verbindungen des ganzen Körpers sowie die Menschen, die im Körper leben, zu beachten. Als ob alle zunächst eingeschlafen sind und dann verstanden haben, was geschehen ist und geschieht. So auch im Körper des Menschen. Aber was muss man tun? Ein Organ vollständig entfernen darf man nicht. Wie soll man mit der Institution, die bemächtigt wurde, umgehen? Nach dem Gesetz. Darin liegt der Sinn, dass nach der Schlacht – wenn man so sagen kann – der Körper und der Staat bleiben, und man muss nach dem Gesetz handeln, das die Menschen beschlossen haben. Natürlich soll man es lieber nicht zulassen, indem man Menschen erzieht und die Technologien der Schöpfung übermittelt und die notwendigen Lebensbedingungen erschafft und nicht nur darüber redet.

Die richtige Richtung und Wahl des Menschen ist die Entwicklung seines Lebens, unter diesen Bedingungen kann und wird jeder Mensch sich entwickeln, dabei wird er sichere Systeme und Technologien entwickeln. Man kann viel über die Priorität der Entwicklung eines solchen Weges sprechen, aber lassen Sie uns mit uns selbst anfangen – mit unserer Ausbildung. Dadurch können wir selbst und kein anderer unseren Körper auf eine für uns notwendige Art und Weise beeinflussen. Wenn Menschen in einem Staat die Herrschaft an sich reißen, müssen sie wissen, dass es wahrscheinlich eine Krankheit ist. Und egal wie sich jemand anpreist, werden die Bürger diesem auf den Grund kommen und natürlich werden sie die ihnen aufgedrängte schöne und süße sowie mit der Unterdrückung ihres Lebens bemalte Krankheit von sich runterschütteln. Man muss immer ordentlich im Bezug auf die Wahl seines Weges sowie des anderer Menschen sein, indem man die Wahl anderer Menschen unterstützt und dabei ganz genau weiß, wohin es führt. Man muss ebenso wissen, dass die Staaten, die ständig ihre zerstörerische Macht zuwachsen lassen, keine Staaten der Stabilität der Welt der Menschen sondern ein Problem sind. Ein Problem, in dem die von oben ein Geheimwissen besitzen, das es erlaubt andere Menschen zu täuschen auf Grund der Einhaltung ihrer Macht sowie des Einflusses dieser Macht auf die anderen Staaten und auf die Menschen, die in diesen Staaten leben.

Die Welt und die in dieser Welt lebenden Menschen werden sich in der nächsten Zukunft ändern – sie ändern sich bereits jetzt, dabei werden sie zusammen mit anderen ihren Weg und ihr Wesen verstehen. Viele Menschen verstehen bereits, dass Menschen mit anderen Menschen bloß spielen und indem sie sich ändern, ändern sie auch die Ereignisse rings um sie herum. Ich drücke mich mit einfachen Worten aus und erkläre einfache Themen und versuche dadurch den Weg des Menschen zu einer sicheren Welt, zu einem harmonischen Leben und den erfreulichen Ereignissen zu zeigen. Es kommt nur so vor, dass die Gesundheit und die Ereignisse des Menschen die Welt rings um sie herum nicht beeinflussen, und die Welt rings um die Menschen herum den Menschen und seine Gesundheit nicht beeinflusst. Alles steht in Zusammenhang zu einander und befindet sich ständig in einem einheitlichen Kontakt mit der Welt und dem Menschen,

© И.В. Арепьев, 2010

die Vibration und die Impulse dessen ein direkter und heller Weg aller zu Gott sind. Da es viele Krankheiten gab, haben die Menschen dadurch so viele Systeme der Vernichtung erschaffen, dass die Erde mehrmals zerstört werden könnte und es stellt wiederum den Zusammenhang der Handlungen und des Verstehens aller Menschen dar.

Lassen Sie uns diesen Zustand verlassen und den richtigen Weg des Menschen erschaffen, den alle Menschen gehen und auf dem alle Menschen frei leben. Oder haben Sie vor der Freiheit des Menschen Angst, so wie mache Angst vor dem normalen und würdigen Leben des Menschen haben?

Lassen Sie uns keine Angst zunächst vor sich selbst haben, dann werden wir die Gedanken und Handlungen anderer Menschen bezüglich der Schöpfung der Welt und des Menschen verstehen können.

Wir beenden damit das Thema nicht, sondern umgekehrt fangen erst an, da im Haus des Menschen zunächst das Bild der Gedanken der Menschen erscheint, das mit sich den Weg der Bewegung des Menschen in der Welt zu Gott öffnet, danach spiegelt sich der Mensch wider und trägt in sich das, was er erschaffen hat. Und erst dann spiegelt der Mensch seinen Weg im Haus und in der Welt Gottes sowie den der anderen wider und sieht ihn, indem er das Äußere – sein Haus - durch das Innere – seine Seele – widerspiegelt.

Wenn Sie zugunsten aller verstehen und schöpfen, bewegen Sie sich fort; wenn Sie den Menschen lehren und ihn aufklären, bewegen Sie sich fort; wenn Sie den Menschen retten, bewegen Sie sich fort; wenn Sie dank dem Wissen der Seele wissen, bewegen Sie sich fort; wenn Sie alle Menschen mit der Hilfe und dem Wissen der Welt begrüßen, bewegen Sie sich fort; wenn Sie über den Weg zu Gott sprechen, bewegen Sie sich fort und spiegeln Ihren Glauben - den Glauben an alle Menschen - wider; und es ist der Glauben der Welt an den einheitlichen Gott.

Danke.   28.01.2008

Das Bild des Menschen ist das Bild Gottes | Thema 211

Um das Thema „Das Bild des Menschen" fort zu setzen, kann und muss man sich eine Frage stellen: warum, wenn wir das erschaffene Bild im Inneren des Körpers des Menschen positionieren, bekommen wir eine vollständige Regenerierung?

Wissen Sie, wir haben viel darüber gesprochen, wie man ein Organ erschafft, wie man ein Organ regeneriert, wir haben viel über die Erschaffung vom Licht, Gewebe, der Information und Energie gesprochen und jetzt können wir darüber sprechen, wie das Bewusstsein des Menschen die Aufgabe der Regenerierung von sich selbst sowie eines anderen Menschen praktisch erfüllt. Das Geheimnis ist einfach und kompliziert zugleich und liegt in den Antworten bezüglich der Schöpfung der Welt und des Menschen und sieht folgendermaßen aus.

Man kann und muss den technologischen Teil als Praxis der Regenerierung von allem in der Welt und im Menschen entwickeln. Aber dafür - wie wir sagen und schon immer gesagt haben – muss man sich fort Richtung Gott bewegen und dabei den Weg der Rettung erschaffen.

Das Wissen und Sehen des Bildes Gottes gibt der Seele und dem Bewusstsein des Menschen einen Richtpunkt des Weges der Entwicklung des Lebens in der Welt. In diesem Fall, wenn Sie die Technologien der Entwicklung und Schöpfung entwickeln und dabei in Ihrem Bewusstsein das Bild Gottes haben, alles, was Sie mit Ihrem Bewusstsein berühren oder berührt haben, wird mit Ihrem Geist aufgefüllt, der das Bild Gottes, den es in unserem Inneren gibt, zum Vorschein bringt – durch die Technologie der Schöpfung und des Aufbaus der Norm des Menschen und der Welt rings herum.

Das sichtbare Bild Gottes, zu dem ich gehe, gibt mir die Möglichkeit, zum Wohl des Menschen zu erschaffen, ob es Gewebe, Ereignisse oder die Norm der Gesundheit und des Weges des Menschen ist. In diesem Bild – im Licht Gottes – die von mir eingefügten Information, Energie und Gewebe finden ihre physischen Konturen und Gewebe wieder, das Gewebe, in dessen Innerem es alle Funktionen gibt. Dann ist meine Arbeit die Handlungen mit der Seele, die ich jeden Tag erschaffe, durchzuführen. Diese sind meine Sicht des Bildes Gottes als Gott der Welt und des Menschen. Nach seiner Erlaubnis kann ich in diesem Bild das aufnehmen, was man bezeichnen kann und was wirklich existiert. Im Grunde genommen spiegele ich in der Welt der Schöpfung das wider, was ich ständig lerne und wodurch ich das Licht meiner Seele durch das Wissen für alle Menschen widerspiegele.

© И.В. Арепьев, 2010

Somit kommt jeder von uns durch seine Handlungen näher zu Gott, zu seinem Bild, indem er die Welt der Rettung aller Menschen widerspiegelt. Die Welt, in der die Menschen nach dem Willen Gottes und durch seine geistige Handlung – und diese Handlung stellt eine direkte Widerspiegelung des Willen des Menschen selbst dar - den Weg erschaffen, der sie zu ihrem Körper sowie zu Gott näher bringt. Das heißt, dass der Mensch den ewigen Weg seiner Entwicklung erschafft, auf dem er seine geistige Handlung widerspiegelt, die im Grunde genommen dem Erschaffen des Friedens in der Welt sowie der Widerspiegelung des Geistes und des Wissens des Menschen entspricht, was im Wesentlichen dem Erschaffen des Gewebes entspricht. Jede Handlung dieser Art bringt den Menschen durch das Bild Gottes zu Gott näher.

Deswegen *ist die Handlung der Regenerierung des Menschen – die Hilfe – die Handlung der Rettung; die Handlung, in der Sie helfen, indem Sie das Gewebe im Körper des Menschen regenerieren, ist die Rettung, die mit dem Erwecken des Gewebes gekoppelt ist; die Handlung der Rettung, in der die Rettung das Erwecken der Persönlichkeit und des Körpers des Menschen ist, ist das direkte und wahrhaftige Bild Gottes in der Welt. Das wahrhaftige Bild Gottes* gibt dem Menschen die Möglichkeit, die dynamische Welt aller Menschen so zu sehen, wie sie wirklich ist, und die notwendige Statik der Zeiträume zu betrachten. Diese Statik gibt jedem Menschen die Möglichkeit, die Welt zu sehen, in der sein Bewusstsein sich auf eine logische und geistige Weise bis zu dem Niveau der Wahrnehmung des Bildes der Welt entwickelt. Der Welt, in der allem zugrunde das Bild Gottes liegt – den inneren Sinn der Seele des Menschen wahrzunehmen; das Wesen der Seele ist das Bild Gottes – das wahrhaftige Wissen des Menschen zu erschließen.

Wenn man sich ein Ziel setzt, die Erde, die Natur, Wasser, Kontinente, Wälder, Tiere und Vögel zu betrachten, sieht man überall die einheitliche Linie des Aufbaus des Bildes Gottes, die dem Bild des Menschen hilft, sich in der Welt geistig zu erschließen.

Die Änderung des Bildes des Menschen durch die Änderung der Lebensqualität - ihres ewigen Bestandteils, führt zu den besseren Lebensbedingungen auf der Erde, zu dem Verständnis der Grundlage jedes Menschen, was wiederum den Zugang zu dem Öffnen der geistigen Ebene gewährt, auf der der Mensch fähig sein wird, die Welt und den Menschen zu sehen.

Das Bild Gottes, das sich in der Seele des Menschen befindet, *zeigt auf den Weg der ewigen Entwicklung der Menschen.*

Das Bild des Menschen in der Seele Gottes zeigt auf die ewige Welt und auf den Menschen, der aus der Sicht seiner Schöpfung unzerstörbar ist.

© И.В. Арепьев, 2010

Die Ewigkeit der Entwicklung aller und eines jeden ist der Weg der Entwicklung Gottes; der Mensch, der sich ewig fort bewegt und entwickelt, geht den Weg, den Gott gegangen ist und geht, dabei entwickelt er die ganze Welt und alle Menschen.

Wir erkennen in unserem Leben das, was Gott erkannt hat; wir erkennen Gott, indem wir uns selbst als Menschen erkennen, wobei jeder von uns ein Mensch ist. Man muss die Wertigkeit dieser Technologien und dieses Wissens verstehen können, da diese den freien Weg der Entwicklung aller Menschen in der ganzen Welt öffnen. Man muss den Sinn des Gesagten verstehen, das die Verbindung zwischen dem einheitlichen Verstehen der Sichtweise des Menschen und der des Gottes auf die Welt und alle Menschen darstellt.

Wir werden das Thema fortsetzen, sobald jeder von uns seinen Weg bestimmt hat, auf dem er nicht nur die Welt sieht sondern auch die Welt erschafft – wie Gott sie erschafft – um die Welt jeden Tag sehen zu können.

Gott sieht die Welt immer, deswegen gibt es Gott, deswegen sind Gott und die Welt ewig; die Welt, die Gott entwickelt hat existiert ewig, da Gott die Welt ewig sieht und erschafft.

Die von Gott erschaffene Seele lebt ewig, sie sieht die Welt und Gott, sie erschafft und entwickelt den Menschen.

Was sieht der Mensch, wenn er in der ewigen von Gott erschaffenen Welt lebt?

Was macht der Mensch in seinem Leben: erkennt er seine Seele und entwickelt er sich selbst oder opfert er seine Zeit für sein Unwissen ohne seine Seele und somit auch Gott zu beachten. Wohin gehen und wie leben wir alle, wenn wir Gott nicht kennen, der das Ewige in der Welt und in unseren Seelen erschaffen hat und erschafft? Was müssen wir beachten, um das Ewige in uns zu erkennen – und dadurch auch unsere Seele, in der es Gott gibt? Was gibt es in uns: das Ewige oder das Einheitliche? Vielleicht unseren physischen Körper? Wenn wir unseren physischen Körper erkennen und entwickeln, erkennen wir dadurch unsere Seele, indem wir den Weg zu Gott in unserem Leben widerspiegeln. Dabei spiegeln wir das wider, was die Welt darstellt, und verstehen die von Gott eingeordneten Gesetze der Welt, die Gesetze über die ewige Entwicklung des Menschen. Um den Körper entwickeln zu können, muss man die Seele entwickeln und den Sinn des Wissens der Entwicklung des Lebens des Menschen verstehen können.

Der Sinn des Lebens aller Menschen ist der Sinn des Erkennens des Wissens Gottes, das Gott dem Menschen durch die Welt und das Leben aller Menschen erschließt.

Danke.   29.01.2008

Das Bild des Menschen, die Schritte Gottes | Thema 212

Um das Thema „Das Bild des Menschen" fort zu setzen, möchte ich über die Wahl des Menschen sprechen, über die Wahl, die jeder Mensch trifft, wenn es ihm gelingt, im gleichen Rhythmus mit Gott zu gehen. Stellen Sie sich Gott vor, der durch die Welt geht.

Er geht und erschafft die Welt und den Menschen.

Er geht und erschafft die Seele in der Welt.

Er geht und jeder seiner Schritte ist das Atmen aller Menschen, jeder seiner Schritte ist das Leben aller Menschen.

Warum Leben wir? Weil Gott ewig lebt. Gott lebt ewig, und, indem er seine Gedanken durch die Schöpfung der Welt widerspiegelt, sieht er, wie wir alle versuchen, positiv zu denken, um mindestens einen Gedanken Gottes über die Welt und über uns verstehen zu können.

Wir bitten Gott uns zu beachten, indem wir vieles in unserem Leben machen, um unser Wissen zu vervollständigen und es mit der einheitlichen Handlung Gottes zu verbinden.

Ein Schritt Gottes in der Welt ist unsere Wahl im Leben, durch die wir das Leben wählen und entwickeln und den Schritt Gottes in der Welt verstehen, genauer gesagt, versuchen zu verstehen.

Jeder Schritt Gottes in der Welt ist die Wahl eines jeden von uns.

Was wählen und wohin gehen wir? Können wir die Welt sehen, die Gott erschafft? Können wir verstehen, dass seine Schritte die Wahl unseres Lebens sind? Oder ohne die Welt und somit unsere Wahl zu verstehen, sehen wir denjenigen nicht, der bei uns war und uns geholfen hat? Geholfen hat, indem er uns Leben geschenkt hat, deswegen leben wir alle. Und ohne daran zu denken, ohne es zu wissen, zu sehen oder gar es wissen zu wollen, baut jeder von uns seine Welt auf und erschafft in dieser Welt seine Schritte, dabei glaubt er meistens anderen Menschen nicht, er glaubt auch meistens sich selbst nicht.

Der *Glauben und die Wahl des Menschen ist ein Mensch zu sein* und diese können die Schritte des Menschen in der Welt dem laufenden Gott entgegen widerspiegeln und sie tun es auch.

Gott sieht uns alle, Gott hört uns alle, Gott kennt uns alle nach unseren Namen, Gott erschafft.

© И.В. Арепьев, 2010

Ob wir Gott, uns selbst, Menschen sehen; hören wir das, was wir sagen und anderen anbieten; nutzen wir selbst das, woran wir glauben, und gehen wir selbst den Weg, den wir anderen zeigen? Kennen wir unseren Namen so wie wir die Namen der Menschen, die nebenan wohnen, kennen? Erschaffen wir das, was wir in unserem Inneren haben? Sind wir vereint als Menschen oder sind wir alle verschieden wie verschiedenes Volk? Wissen wir über die Welt aller Menschen oder wissen wir sogar noch nicht, was unsere persönliche Welt ist? Gott liebt alle; ob wir uns lieben, wenn wir manchmal eine Demütigung dulden müssen? Gott bewegt sich fort; ob wir uns auch fort bewegen und wer von uns kennt den Weg?

Wer weiß, was uns in der Zukunft erwartet wenn nicht Gott? Wenn wir uns für erwachsene und wichtige Menschen halten – und viele sind mit wichtigen Sachen beschäftigt – dann ist es einer der Wege. Er führt möglicherweise nirgendwohin, da es auch vor uns wichtige Menschen gegeben hat, die vieles und für viele Menschen im Leben entschieden haben.

Kennen wir diese Menschen, haben wir ihre Namen und das, was jeder von denen getan hat, eingeprägt? Viele von denen haben mit sich Zerstörung und Krieg gebracht und wir haben ausgerechnet das in unserem Gedächtnis eingeprägt. An diejenigen, die über Gott gesprochen und uns geholfen haben, haben wir uns erinnert, als sie bereits nicht unter uns waren.

Wir alle - ohne Ausnahme - sprechen über Gott,

und unser Gott hat uns das Leben geschenkt, er hat es in unsere Welt eingehaucht.

Er hat uns das Leben gegeben und uns die Welt gezeigt.

Wohin gehen wir alle, wonach streben wir und warum zerstören wir alles?

Ob Menschen den richtigen Weg gewählt haben, um den Menschen und seinen Kern erkennen zu können?

Alle haben denselben Kern – er ist in unserer Seele zu sehen – in der Seele, in der es Gott gibt.

Wie kann man in seiner Seele gehen ohne Gott und die Welt zu sehen?

Wie kann man in der Welt leben ohne von der Seele zu wissen?

Die Seele, die Seele, die alles sieht und schweigt,

Die Seele, die singt und spricht,

Die Seele fliegt und bringt uns die Liebe, meine Seele; ich bin die Seele.

Ich existiere wie Gott existiert.

Gott gibt uns die Welt mit seiner offenen Seele,

© И.В. Арепьев, 2010

wer hat die offene Seele Gottes? Diejenigen, die Gott gewählt haben, diejenigen, die die Welt mit sich tragen.

Die Seele derjenigen, die die Welt nicht sehen, schläft immer,

und Gott läuft nicht an deren Seite.

Bei ihnen ist immer dunkel und langweilig, immer Krieg, Eroberung, Lüge.

Versuchungen der Menschen sind Ihre Freunde,

sie tragen immer verschiedene Kleidung

und werden immer zu Menschen geschickt und sagen den Menschen:

„Lass uns Freunde sein und du wirst die Welt in allen ihren Farben sehen",

dadurch wollen sie den Menschen Gott ersetzen.

Es gibt viele Versuchungen für die Menschen.

Manchmal wenn man Menschen beobachtet, sieht man dass es so wenig Menschen gibt.

Aber es gibt viele scheinbare Freunde-Menschen

und der Mensch treibt sich manchmal durch seine Untugend so in die Ecke,

dass er selbst nicht verstehen kann, wo die Untugend und wo er selbst ist,

und wo ist die Versuchung, und wo alle sind und ob alle da sind.

Einer lügt, ein anderer leidet unter Fressgier,

der dritter schläft, der vierte spricht über das Unwissen der Menschen,

und erzählt allen, dass die Welt schlecht ist, und Menschen schlecht sind,

und er schlägt es vor, in großen Hallen darüber zu diskutieren.

Es gibt alles in der Welt der Menschen,

und das, was der Mensch hat, verdrängt allmählich den Menschen selbst.

Danke.

In diesem Thema möchte ich über das Bild des Menschen erzählen, im Inneren und in der Welt dessen es immer Gott gibt. Gott und der Mensch machen im Leben bestimmte Schritte.

Der Schritt Gottes ist die Seele des Menschen, der Schritt der Seele ist der Mensch selbst.

Der Schritt Gottes ist das Leben des Menschen, der Schritt des Menschen im Leben sind die Ereignisse seines Lebens.

Der Schritt Gottes ist die Welt, die Welt aller Menschen. Der Schritt des Menschen ist, wie merkwürdig es auch sein mag, die Teilung der Menschen in „diese" und „andere".

© И.В. Арепьев, 2010

Der Schritt Gottes ist das Wissen in der Seele des Menschen, der Schritt des Menschen ist das Unwissen der Seele und von Gott, der dieses Wissen gegeben hat.

Der Schritt Gottes ist die Welt aller Menschen, der Schritt der Menschen ist der Krieg mit den Menschen, die mit ihnen nicht einverstanden sind.

Der Schritt Gottes ist die Liebe und das Glück, der Schritt des Menschen ist Krankheiten und Katastrophen.

Der Schritt Gottes ist immer dem Menschen entgegen, allen Menschen entgegen, der Schritt der Menschen ist immer möglichst weit von einander.

Der Schritt Gottes ist das Kind, das jeder Mensch ist, der Schritt des Menschen ist das Unwissen der Seele, in der wir alle Kinder Gottes sind.

Wann werden die Schritte Gottes und des Menschen vereint, wie alle Menschen? Wann werden die Schritte des Menschen einheitlich, wie ein Schritt aller Menschen dem einheitlichen Gott entgegen?

Wenn wir diesen Schritt nicht machen, wen möchten wir täuschen – Gott oder uns selbst; oder wenn wir uns selbst täuschen, täuschen wir somit auch Gott und wenn wir Gott täuschen, täuschen wir somit wieder uns selbst?

Wie müssen wir in der Welt leben, um Gott und uns selbst sehen zu können?

Für wen sollen wir leben und wen gibt es in unserer Seele, jemand fremden oder umgekehrt – den nächsten und geliebten, den meist geliebten Menschen?

Es wäre interessant zu wissen, ob Gott ein Mensch ist oder ist Gott ein Gott?

War Gott jemals ein Mensch?

Wie kennen wir Gott und wie glauben wir an ihn, an Gott, der Gott und ein Mensch in einem ist? Gott ist ein Mensch, aber Gott ist primär und wir alle sind Menschen, und das erste, was wir in uns haben, ist ein Mensch, in der Seele dessen es Gott gibt.

Wann werden wir lernen, die Menschen, in der Seele deren es den einheitlichen Gott gibt, zu hören und zu sehen?

Worüber streiten wir uns, über Gott oder über die Last?

Zwischen uns liegt die Macht, in der es Gott nicht gibt und nie gab.

Vielleicht ist es ein Spiel, vielleicht ist es verschiedene Bekleidung verschiedener Versuchungen?

Was gibt es im Bild des Menschen und was soll es da geben?

Im Bild des Menschen gibt es einen Menschen, und im Bild des Menschen gibt es die Seele,

in der Seele gibt es Gott; und Gott ist die Welt, und die Welt ist wir alle.

Wohin führen uns dann die Schritte? Unsere Schritte führen uns zu ihm,

© И.В. Арепьев, 2010

in seiner Seele gibt es uns alle, gibt es uns Menschen,
die Menschen, in deren Seele Gott dem Menschen entgegen geht,
in deren Seele gibt es Gott, der allen Menschen das Wissen der Seele schenkt.
Danke.   31.01.08

KAPITEL XXIV

Spezifische Technologien der Schulung der Zuhörer
Das Bild des Menschen, die Zahlen.

Thema 213

Um das Thema „Das Bild des Menschen" fort zu setzen, werden wir die Technologie und die Bedeutung der Zahlen betrachten, aber zuerst sollen wir eine einfache Weisheit verstehen. Die *Weisheit* liegt darin, dass *in jedem Bild des Menschen das ganze Wesen der einheitlichen Welt aller Menschen widergespiegelt ist.* Das heißt, dass jeder Mensch in einer bestimmten Phase sich als eine oder andere Persönlichkeit sehen kann, die das Wesen des Wissens aller Menschen verkörpert. Viele Menschen wählen den Weg, auf dem sie sich als Philosophen sehen, und sie werden zu Philosophen; viele wählen den Weg der Wissenschaft und werden zu Wissenschaftlern; viele wählen den Weg der Träumer und werden zu Träumern; viele wählen den Weg der Maler und werden zu Malern; viele wählen den Weg des Lernens und sie finden diesen Weg durch das Wissen, das sie in ihrem Leben erlangen; viele wählen den Weg der Heilung und dadurch gewinnen sie die Ganzheitlichkeit ihrer Gedanken und ihres Weges durch eine einheitliche Handlung der Hilfe für Menschen und sie werden zu Heilern. Viele gehen durch das Leben als Menschen und sie werden zu Menschen, die durch die Welt zusammen mit anderen Menschen gehen. Vieles aus dem, was wir wählen, existiert und hat schon immer existiert in unserem Bild in unserem Inneren. Und wir wählen den Weg, der uns am Herzen liegt; wir wählen den Weg, den wir durch unsere gedankliche und physische Handlung verstärken, indem wir unser Bild entwickeln – das Bild des Menschen in unserem Inneren und rings um uns herum im Außenraum.

Wenn wir über eine Zahl als eine Technologie sprechen, müssen wir unbedingt über die Hilfe für den Menschen sprechen. Das Eine kann ohne das Andere nicht existieren. Wenn es eine Zahl Eins gibt, dann gibt es auch ihr Bild, im Inneren dessen es ein Bild desjenigen gibt, der diese Zahl ausgesprochen hat, und desjenigen, der sie erschaffen hat, genauso wie er in ihrem Inneren das Bild erschaffen hat, das im Raum aller Menschen das Bild des Menschen im Bild der Zahl durch bestimmte praktische Handlungen entwickelt hat.

Wir nehmen die Zahl *Eins*, die wir von Außen als eine Schnittstelle mit anderen Zahlen bezeichnen, und erschaffen im Inneren ein Bild – der Anfang von allem. Wie früher bereits gesagt, die Zahl, die das Bild der Hilfe für jeden Menschen in sich trägt, muss analog mit dem Namen des Menschen verbunden werden, und nicht unbedingt desjenigen, den Sie kennen. Denn das Wichtigste ist, dem Menschen in der Welt zu helfen. Wenn

© И.В. Арепьев, 2010

jeder wissen würde, dass es so eine Hilfe gibt, würde er sich viel sicherer benehmen und ebenso sicherer die Ereignisse in seinem Leben sowie im Leben anderer aufbauen. Warum ist der Mensch unsicher? Weil die Technologie, die ein praktisches Ergebnis der sicheren Entwicklung allen Menschen bringen soll, unklar ist. Wenn die Menschen den Entwicklungsweg aller Menschen verstehen, dann gibt es einen sicheren Weg.

Wenn wir über die Zahl *Eins* sprechen, erschaffen wir in ihrem Inneren die Information über die ursprüngliche Hilfe für den Menschen, in die wir den sicheren Weg der Entwicklung einlegen. Dann bieten wir diese Information als eine Schulungsmethode an, die den Menschen lehrt, die günstigen und sicheren Ereignisse in seinem Leben sowie in dem anderer Menschen zu erschaffen, und projizieren die Zahl *Eins* im Licht des Namens des Menschen. Der Name des Menschen und die mit dieser Information ausgestattete Zahl verbinden sich im Menschen selbst – in seinem physischen Körper – als ein Weg der sicheren Entwicklung aller. Und dann gewinnt der Mensch in der Anfangsphase eine bestimmte Hilfe, die wir über das innere Bild der Zahl *Eins* vermitteln konnten. Die Zahl selbst stellt für uns eine materielle Quelle dar. Eine Quelle, die die Information des Materiellen, das visuell Sichtbare, das vom Menschen mit Geschwindigkeitscharakteristiken als eine steuerbare Struktur ausgestattet ist, hat, trägt in sich soviel Information, wie viel der Mensch für seine vollständige Regenerierung braucht.

Weiter möchte ich über die Technologie detailliert erzählen. Sie ist sehr einfach. In unserer Zeit sind die Zahlen die Träger verschiedener Programme und Systeme. Das Auffüllen der Zahlen von Innen aus geschieht auf Grund der Ansammlung der Ereignisse, die die Menschen erschaffen. Das heißt, wenn zum Beispiel ein Ersatzteil angefertigt wird - sagen wir für ein Flugzeug, wird es mit Zahlen markiert, denen ein fehlerfreies System zugrunde liegt. Versuchen Sie den Grund zu verstehen, ich würde sagen, den Sinn zu ergreifen, und Sie werden alles begreifen. Also dieses vom Menschen erschaffene System ist das innere Bild des angefertigten Ersatzteils. Also wir verbinden alle Teil in ein Teil, somit bauen wir die Informationskarkasse des ganzen Flugzeuges auf. Es ist eine Karkasse, die die ganze Information genauso wie das materielle Objekt trägt; das Objekt, das sowohl innen als auch außen in ein einheitliches System eingeführt ist, das sich an Bord des Flugzeuges befindet, dieses System ist die Zahlen des Erzeugnisses, die Zahlen des Flugzeuges. Jede Zahl ist in ihrem Inneren mit der Information, die von den Menschen erschaffen wurde, aufgefüllt und dieses Flugzeug wird immer von dem Montagesystem, dem System der Entwicklung und Prognose, die vom Menschen eingelegt worden sind, beeinflusst. Sobald der Mensch die inneren Parameter geändert hat, kann sich die Fluglinie ebenso ändern. Sobald sich die negative Information an das System der Entwicklung der Menschen, die in dieser Branche tätig sind, angeklebt hat, wird die innere Struktur der Zahlen des Flugzeuges erschwert - bis zu dem Moment, in dem das materielle Objekt - das Flugzeug – mit dem Menschen physisch belastet wird.

Die Übereinstimmung des verdunkelten Teils des inneren Bildes der Zahl mit der materiellen Überlastung kann technische Elemente und das ganze Objekt außer Dienst stellen. Es ergibt sich, dass das Vorhandensein dieser Parameter nicht nur eine genaue und sichere Diagnostik dem physischen Objekt – dem Flugzeug – gewährleistet, sondern das Flugzeug und die Menschen rettet, indem es das neue System der Diagnostik, Prophylaxe, Reparatur und Gründe der Funktionsstörungen widerspiegelt sowie den sicheren Weg der Entwicklung der Branche des Flugzeugbaus zeigt.

Neue Vorgehensweisen stellen den technologischen Progress der Entwicklung des Bewusstseins des Menschen dar, was wiederum den direkten Grund der Entwicklung des sicheren Weges aller Menschen darstellt. Wenn der Mensch die Technik bis zu dem Niveau, auf dem diese sicher bleibt, entwickelt, kann es den Menschen in die Sackgasse des Nichtverstehens und Nichtwissens des Objektes in seinem Bewusstsein führen. In der Welt werden die Technologie und das materielle Objekt gefragt, die der Mensch verstehen kann.

Um das Thema fortzusetzen, möchte ich kurz über den Namen des Menschen erzählen, im Inneren dessen das ganze Bild des physischen Körpers des Menschen widergespiegelt ist. *Der Name des Menschen trägt in sich die ganze Informationsstruktur der Parameter des physischen Körpers des Menschen.* Deswegen führt die Mode, Namen zu kürzen und zu verdrehen, zu schlimmen Auswirkungen - bezogen auf die Projektion des Aufbaus des Weges des Menschen. Wenn Sie den vollen Namen des Menschen aussprechen, bestätigen Sie nicht nur noch Mal den inneren Kern des physischen Subjektes sondern auch verstärken die Parameter des Lebens des Menschen. Somit werden Sie zum Teilnehmer des Aufbaus des sicheren und harmonischen Lebens für alle Menschen auf der Erde.

Und jetzt gehen wir noch Mal zu der Methodik der praktischen Handlung der Regenerierung des Menschen zurück. *Der Name des Menschen,* der in sich alle Koordinaten der Persönlichkeit des Menschen trägt, *trägt somit die Information über den Standort und den physischen Zustand.* Um den Menschen zu helfen, muss man zum Beispiel die Information über die Regenerierung der Gesundheit in seinem Namen widerspiegeln. Dafür muss man die Norm der Gesundheit des Menschen im Bild der Zahl *Eins* erschaffen und die Zahl in den Raum und das Informationsfeld des zu regenerierenden Menschen übertragen. Diese Zahl aktiviert das Feld des Menschen und spiegelt in diesem Feld die Gesundheitsnorm wider, somit verleiht sie die Kraft dem physischen Körper des Menschen.

Der Vorname und der Name des Menschen bestehen ebenso aus Zahlen. Wir betrachten zum Beispiel einen Nachnamen mit dem Anfangsbuchstaben *A* und die Zahl *Eins* und füllen diese mit unserem inneren Licht und der Information über die Norm des Menschen auf. Ferner verbinden wir die Zahl und den Buchstaben und bekommen die gewünschte äußere Vibration, die dem Buchstaben *A,* der Zahl *Eins* und dem inneren Kern des Menschen entspricht. Wenn wir die Vibration auf den Körper des Menschen richten, bekommen wir im Körper die gewünschte Energie für die Regenerierung des Körpers des Menschen; wenn wir diese Vibration im Körper des Menschen widerspiegeln, bekommen wir die gewünschte Information für den Aufbau der Informationskarkasse des fehlenden oder verletzten Organs oder Gewebes. Indem wir die Energie und Information verbinden, bekommen wir im Körper des Menschen das gesunde Gewebe, in dessen Inneren sich die gewünschte Vibration, die den ganzen Körper des Menschen wiederaufbaut, befindet.

Somit, wenn wir die Zahlenreihe aus den Zahlen, die in sich die Information der Heilung eines bestimmten Organs tragen, erschaffen und diese mit dem Namen des Menschen verbinden, bekommen wir im Raum der Welt aller Menschen die Vibration, die der Regenerierung des menschlichen Körpers und Gewebes entspricht. Indem wir diesen Prozess steuern, lenken wir diesen in die innere Struktur des Körpers und somit aktivieren wir die Reservemechanismen des Bewusstseins im Bezug auf eine vollständige Heilung. Deswegen soll man vor keinen Zahlen Angst haben, man muss deren innere Auffüllung erkennen können und bei Bedarf die Information des Bildes bis zur Norm des Menschen und der Welt ableiten.

Danke.

Man muss verstehen können, dass dieses Thema sehr umfangreich und technologisch gesehen vielfältig ist bezogen auf seine praktische Seite. Deswegen gebe ich Ihnen die grundlegenden Richtungen des Weges der Entwicklung der Rettungstechnologien und Ihre Aufgabe ist es, diese praktisch und theoretisch im Leben anzuwenden und somit sich als eine Persönlichkeit zu entwickeln; eine Persönlichkeit, die die sicheren Ereignisse im Leben aller Menschen in der ganzen Welt aufbaut.

Und noch Mal vielen Dank. Übrigens das Wort *Danke* trägt in sich eine sehr große, einfach unendliche Energetik der Dankbarkeit und des Lichtes des Menschen. Wenn man mich fragen würde, wo es die Sonne gibt, würde ich antworten: im Wort *Danke*. Denken Sie darüber nach, wenn Sie jedem Menschen in der Welt aller Menschen danken. Danke. 02.02.08

Ich vermehre nicht die Sonne, ich erschaffe das Licht der Menschen.

© И.В. Арепьев, 2010

Spezifische Technologien der Schulung der Zuhörer. Ein Bild und das Bild des Menschen. | Thema 214

In diesen Themen geht es zum größten Teil um die Spezialisierung der Rettungstechnologie bezogen auf das Erlernen dieser Technologien. Die spezifischen Technologien berücksichtigen in ihrem System des Lernens die Verstärkung der einen oder anderen Richtung.

In unserem Fall betrifft diese Verstärkung das Bild des Menschen als eine direkte Vision und als ein Verstehen des Aufbaus des physischen Körpers durch die Seele und der Seele des Menschen durch Gott.

Aber am Anfang unserer Aufklärung möchte ich darüber erzählen, was genau ich meine und wie Sie an das Verstehen dieses Lernkurses näher treten können. Diese Themen werde ich genau so wie das vorherige Thema als einen spezialisierten Lernkurs bezeichnen. Im vorherigen Thema haben wir über das innere Verständnis einer Zahl und über deren weitere Steuerung mit dem Zweck, die notwendige Information zu übermitteln, gesprochen. Auf der Grundlage der vorhandenen Basis kann und muss man eine Plattform für die Erschaffung der notwendigen sicheren Information aufbauen, die es ermöglichen wird, das ein oder andere negative Ereignis zu beeinflussen, das bis zu der Schicht zerlegt werden muss, an die sich diese Information angeklebt hat.

In einigen Staaten gibt es eine Position, die durch ihr Wesen die Plattform der Stabilisation verschiedener Prozesse, die in der Welt stattfinden, schafft. Das heißt, der Staat sieht das Verständnis einer bestimmten Geldsumme als die Priorität seiner weiteren Entwicklung. Diese Geldsumme soll dafür da sein, um bei der prognostizierbaren Senkung der Weltmarktpreise auf verschiedene Rohstoffe die inneren Preise auf Konsumgüter stabilisieren zu können. Man kann viele Positionen wählen und diese sind sehr unterschiedlich. Man könnte die innere Entwicklung der Industriebranchen als eine Grundlage nehmen, dann könnten diese Branchen mit größter Wahrscheinlichkeit zu einem sicheren und stabilisierenden Prozess in der staatlichen Wirtschaft werden.

Ich betrachte diese Prozesse zum größten Teil nicht aus der wirtschaftlichen Sichtweise, obwohl diese als ein Bestandteil vorhanden ist, sondern für die Entwicklung und Erweiterung Ihres Bewusstseins. Bevor wir mit den Prozessen und Technologien der Regenerierung des Menschen anfangen, muss man sagen, dass es vielen Anfängern in der Anfangsphase der Hilfe für Menschen in den schwierigen Situationen nicht gelingt, den inneren geistigen Impuls zu erschaffen und widerzuspiegeln. Stattdessen lösen sie diese Prozesse im Körper des Menschen auf. Aber auch in einer bestimmten Zeit bringt die eingearbeitete Technologie keine positiven Ergebnisse. Der Grund liegt nicht in der Technologie sondern in der Entwicklung des Bewusstseins des Menschen. Wenn Sie hundert Menschen geheilt haben, hat sich Ihre Technologie mit Ihnen zusammen entwickelt, danach verlangsamt sich Ihre Technologie oder Sie werden langsamer – auf Grund Ihrer inneren Unausgeglichenheit.

Ihre Zustimmung und die Entwicklung der Rettungs- und Hilfstechnologie sind Ihre Entwicklung und das Verstehen der Makroprozesse der Welt. Wenn Sie sehen und verstehen können, ermöglichen Ihnen Ihr Wissen und die Entwicklung der Technologie, den hundertersten Menschen zu heilen. Das Kennen des Weges, der in Richtung des Makroniveaus führt, öffnet dem Menschen den Zugang zu den Sphären der Entwicklung des Bewusstseins des Menschen, durch die und in denen findet jeder, der diesen Weg geht, die Sphäre der Steuerung und der Hilfe für Menschen in der Welt. In dieser Sphäre und durch sie kann der Mensch sein Bewusstsein erweitern – bis zu dem Niveau der Übermittlung des zugänglichen und wahrhaftigen Wissens an andere Menschen.

In diesem Thema lege ich mein Hauptaugenmerk auf die Bildung einer Zelle im Körper des Menschen, in deren Innerem es nicht nur alle Prozesse des menschlichen Körpers gibt und alle Prozesse laufen, sondern diese sind durch die reale Zeit und das Licht der Seele an andere Zellen angepasst. Wenn eine Zelle sich aus einer anderen bildet, finden ein realer Aufbau und eine reale Widerspiegelung des Bildes des Menschen in einer sich gerade gebildeten Zelle statt. Gerade dieses Bild bringt die weitere Verbindung mit dem ganzen Körper zustande und trägt in sich eine ganzheitliche informative Kontur des Menschen mit allen seinen inneren und äußeren Verbindungen. In jeder menschlichen Zelle gibt es ein Bild, das die einheitliche und vollständige Struktur des Körpers des Menschen darstellt. Dies erklärt zum größten Teil zum Beispiel die Regenerierung des Gewebes und der Organe und spricht für sich selbst – die gegebene Handlung stellt immer die Quelle des Gewebes und der Organe, der Energie und Hilfe, der Information und Liebe dar; diese Handlung löst keine Spannung aus sondern aktiviert zum größten Teil die inneren Prozesse des Körpers. Deswegen wird das innere Bild, das bei der Regenerierung des Gewebes im Körper des Menschen erschaffen wurde, immer auf das Bild des Menschen in seiner Seele gerichtet. Ein mächtiger Lichtstrom beleuchtet den ganzen Körper und bringt dem Menschen so einen Zufluss der Energie, dass der Mensch jünger wird und zwar ohne Schäden, Nebenwirkungen, Verletzungen und Aufwendungen. Das Licht der Seele des Menschen gibt seine Information dem

Körper des Menschen ab und somit erneuert es das innere Bild jeder Zelle bis zu der natürlichen Norm, die zu der Norm der Funktion des Körpers führt.

Ich war und bin ein wahrer Zeuge und Teilnehmer der Verjüngungsprozesse, aber darüber werden wir noch sprechen. In unserem Thema „Ein Bild und das Bild des Menschen" habe ich Ihnen absichtlich über die Zelle erzählt, damit Sie den inneren Sinn der Zellenprozesse verstehen können. Ich möchte noch das Thema der Schwangerschaft anschneiden, in dem das Bild des Kindes im Inneren der Mutter und das Bild der Mutter einen Vermittler darstellen, in dem und durch den man nicht nur die notwendige Information weitervermitteln kann – und das ist wiederum sehr wichtig, sondern auch den kleinen Mann, der noch nicht geboren ist, zu lehren. In diesem Prozess ist es interessant zu beobachten und zu wissen, dass sich die Zellen der Mutter und des Kindes miteinander unterhalten und dabei wird die Information der Zellengruppe des Babys auf die Zellengruppe der Mutter übertragen. Dieser Prozess wird von der Akustik, Biochemie und der Aktivierung der elektrischen Stellen begleitet. Wenn der Mensch das Bild in seinem Inneren zusammen mit dem Bild im Inneren des Lebensraums widerspiegelt, kann er den Lichtweg wie einen Pfad, der von innen heraus beleuchtet ist, sehen – das ist eine Besonderheit des Weges des Menschen, der einen jeden zu Gott führt, den der Mensch gehen kann und weiß, dass es keine Hindernisse auf diesem Weg geben wird, dafür aber das Licht des Wissens seiner Seele.

Das Licht der Seele des Menschen und das innere Licht des Weges des Menschen zu der Welt Gottes geben die Möglichkeit, die wahre Welt rings um alle Menschen herum und somit *das Wissen der Rettung des Menschen widerzuspiegeln.* Verstehen, Fixieren und Widerspiegelung des Lichtes der Seele und des Weges bauen den Körper des Menschen auf, im Inneren dessen sich der Wille Gottes – ewig zu leben – widerspiegelt. Gott, indem er die Seele und das Leben des Menschen widerspiegelt, spiegelt den Menschen durch den Körper der Welt aller Menschen und den individuellen physischen Raum wider. Die Angemessenheit der physischen Widerspiegelung ist die vollständige Angemessenheit Ihres Verstehens von sich selbst und Ihrer Aufgaben als eines Menschen in der Welt.

Das innere Bild des Menschen, das mit dem Lebensraum des Menschen und seinem Körper verbunden ist, regeneriert das Gewebe, Organe und Zellen.

Das Bild des Menschen regeneriert durch sein Anlegen auf den Körper des Menschen *seine Körperfunktionen bis zur Norm.*

Das Bild des Menschen und das Bild der Zelle rekonstruieren und sogar regenerieren jedes Gewebe und Organe im Körper des Menschen, was eine universelle Technologie der Hilfe für Menschen darstellt. Die Technologie, die absolut sicher ist und auf der Grundlage geistiger Entwicklung des Menschen und der Welt aufgebaut ist.

Wir werden das Thema und weitere Themen noch fortsetzen genauso wie wir die spezifischen Technologien der Hilfe für Menschen und des Erkennens des Menschen sowie des Aufbaus der sicheren Welt fortsetzen. Der Welt, die dem Menschen entspricht, und des Menschen, der der Welt entspricht.

Danke.

Man muss verstehen können, dass die gegebenen Technologien an sich spezifisch sind. Aber ich lege das Augenhauptmerk in diesen Themen auf die Spezialisierung des Lernkurses um den Menschen zu verstehen, was für praktisches Wissen der Wissenschaft der Rettung im Fach der Technologie der Rettung sie während dem Lernprozess erlangen. Jeder in diesem Bereich praktizierende Mensch muss es wissen und verstehen, um sich selbst und sein Bewusstsein richtig zu orientieren – in Richtung der Entwicklung des geistigen Wissens, das eine reale Rettung für die Menschen möglich macht. Das Verstehen der Rettung in diesem Teil und die Entwicklung dieser Technologien senden dem Menschen einen mächtigen Impuls der Entwicklung des Bewusstseins, der es ermöglicht, die Realität der Welt und des Menschen genau und richtig zu sehen; der es ermöglicht, die Lernrichtung in seinem Inneren genau und richtig zu wählen, die Richtung, in der der Mensch sich eine Aufgabe stellt – normal zu leben und Verhältnisse mit allen Menschen aufzubauen. Diese Technologie ist auf die Entwicklung des Menschen, auf das Erschließen des inneren Wissens der Seele, auf das Verstehen und den Aufbau einer sicheren Welt ausgerichtet und hat den Zweck, das innere Potenzial des Menschen dadurch zu erschließen, dass er das zugängliche und offene – wie der Mensch selbst - Wissen erlangt.

Danke. 03.02.08

Die spezifischen Lerntechnologien der Zuhörer. Das Bild des Menschen als ein Energiefeld rings um alle Menschen herum.
Teil 1

Thema 215

In diesem Thema sprechen wir weiter über die spezifische Technologie des Lernens und werden das Thema „Das Bild des Menschen als eine direkte Handlung Gottes in Richtung der Erschaffung und Aufbau des Energiefeldes rings um den Menschen herum" in Betracht nehmen sowie die Handlung des Menschen der Handlung Gottes entgegen.

Wie wir aus den vorherigen Themen bereits wissen, trägt das Bild der Zelle während dem Prozess der Teilung sein Bild mit der ganzen Struktur des ganzen Körpers und übergibt es einer anderen geteilten Zelle.

Das Bild im Inneren einer Zelle ist das Bild des ganzen Körpers, um eine andere solche Zelle zu erschaffen und widerzuspiegeln, muss eine Voraussetzung dieser Teilung erfüllt werden – die Quelle der Widerspiegelung. Die Quelle dieser Widerspiegelung muss ein identisches Objekt sein, das der Quelle ähnlich ist, das bildungsfähig ist und in sich die Information über den ganzen Körper trägt. Dieses Objekt muss mit den Aufgaben des Körpers im Einklang sein und die Realisierung des Wachstums und der Entwicklung aufnehmen können. Aus diesem Grund produziert eine Zelle eine neue nach der Aufgabe des Körpers. Um es zu ermöglichen, öffnen das Bewusstsein und der Körper des Menschen an einer bestimmten Stelle ein *Energiefeld, das die Koordinaten der Zelle im Körper bestimmt* mit dem Zweck, *diese in Gang zu setzen, indem die zusätzlichen Teilungsfunktionen und die Reaktionen auf die Umwelt und Außenwelt* sowie auf *die innere Uhr* eingeschaltet werden. Somit wird *die gefragte Stelle* des Körpers angezeigt, die den ganzen inneren *Mechanismus der Zeitregulation widerspiegelt.* Das heißt, dass dieser Mechanismus sehr genau die Freude und Gefühle des Menschen aufnimmt und in sich die Funktionen der Regulierung der Um- und Außenwelt auf dem Niveau sowohl der Verjüngung und des Wachstums als auch der Krankheiten und Alterung verbindet. *Dieser Mechanismus kontrolliert* durch die Steuerung *das Öffnen des Energiefeldes,* in dem die Zelle gebildet wird, wächst und sich differenziert – mithilfe der ihr zugewiesenen Koordinaten der Fortbewegung und des weiteren Wachstums an dem für den Körper des Menschen günstigen Ort. Die Zelle kann sich nicht teilen ohne das Feld geöffnet zu haben, wenn das Feld sich doch nicht geöffnet hat, hängt die Zelle einfach so rum und kann zusammen mit dem Körper nicht handeln, dadurch verdammt sie sich zu ganz anderen Prozesse. Alles im Körper des Menschen wird durch diesen Mechanismus der Steuerung der materiellen Struktur reguliert und ist diesem untergeordnet. Der Körper des Menschen speichert und reguliert nicht nur dadurch sondern auch wächst und erneuert sich, indem er die Aufgaben der weiteren Entwicklung vor sich stellt.

Der einheitliche Körper des Menschen hat ebenso das Regulierungscenter – das aber komplizierter ist und eine kontinuierliche Erschaffung und Widerspiegelung eines Lebensfeldes des Menschen rings um alle Menschen herum beinhaltet. Sobald dieses Feld anfängt, zu schrumpfen, fängt es somit an, die Organisation des physischen Körpers des Menschen zu beeinflussen.

In der Anfangsphase erschafft *das Licht der Seele Gottes die Seele und das Energiefeld des Lebens rings um die Seele herum* unter Berücksichtigung der Entwicklung und des Wachstums des Menschen und seines Körpers, in dem die Persönlichkeit ihre Seeleneigenschaften durch die physische Handlung und das Erschließen des genauen Wissens zum Vorschein bringt. In diesem Feld jedes Menschen ist sein Teil der Welt widergespiegelt, aber jeder von uns kann die ganze Welt verschiedener Menschen an verschiedenen Orten sehen. Deswegen ist es sehr wichtig, ins Verständnis der Menschen den Gedanken einzuprägen, dass alle leben müssen, dass der Tod für alle Menschen unnatürlich ist. Sobald der Mensch fort geht, ändert sich die Welt; wenn das ganze Volk fort geht, kann sich nicht nur das Klima ändern sondern auch sich die Welt zu einer anderen Richtung neigen, glauben Sie mir, diese Richtung ist nicht gut für die ganze Menschheit.

Aus dem Gesagten folgt, dass wir alle die Teile der Welt als eine einheitliche Welt sehen. Warum Teile? Weil jedes Volk, jede Nation seinen Teil sieht und diesen entwickelt; jedes Volk glaubt an etwas Bestimmtes, glaubt und übermittelt seine wertvolle Erfahrung den nächsten Generationen. Und das ist sehr gut. Aber die Aufgabe aller Menschen ist in Wirklichkeit viel umfassender – so einen Weg zu finden, auf dem Menschen ewig leben würden; so eine Technologie zu finden und zu verstehen, durch die jeder Mensch geistig wachsen würde – bis zum Licht Gottes. Wenn Menschen sich so einen Weg sicherstellen könnten, würden sie nicht nur gut und glücklich leben, Krankheiten und Kummer vergessen, sondern auch die Aufgabe nicht zu sterben lösen könnten. All das sind globale Aufgaben und jeder persönlich und alle Staaten lösen diese alle zusammen oder jeder für sich, aber sie versuchen auf jeden Fall diesen Weg zu gehen. Die Vereinigung aller Menschen durch die gemeinsamen Aufgaben - zum Beispiel durch die Aufgabe der Rettung und des Nichtsterbens aller – löscht die nicht sichtbaren aber existierenden inneren Grenzen zwischen Menschen und Staaten. Somit spiegelt sie durch das Licht der Seele des Menschen die Energie des Feldes wider, mithilfe deren und durch die der Mensch ewig erschaffen kann und zum ersten Mal in der Geschichte der Menschheit Gott erreichen und ihn sehen, sein Wissen des Lebens, in dem es keinen Tod gibt, akzeptieren kann. Es stehen viele Fragen der Entwicklung dieses Weges vor der Menschheit.

Die Menschheit ist die Gesellschaft und der Mensch selbst. Die Aufgaben, die einem jeden und allen gestellt werden, bleiben bestehen seit der Weltschöpfung und dem ersten Schritt des Menschen. *Der erste Weg der Entwicklung* ist die Erschaffung und Entwicklung des ewigen Lebens auf der Grundlage des Wissens Gottes, was die direkte *Freiheit des Menschen* darstellt. Der zweite Weg ist der Weg des Menschen selbst, auf dem er Waffen erschafft, Krieg anstiftet, vernichtet, zerstört, vergiftet, spiegelt Krankheiten und Unrecht wider, dabei versteht er sich selbst nicht, er akzeptiert den Glauben in seinem Inneren nicht, leugnet Gott, bringt Zerstörung der Erde und Armut und Hunger – dem Menschen. Jeder von uns gibt sich Mühe, diese Aufgaben zu lösen, davon gibt es viele – nicht nur die, die ich aufgelistet habe. Jeder Staat löst diese Aufgabe auf eine für ihn verständliche und zugängliche Weise.

Wir wählen in der Welt ständig diejenigen, die uns von lebenswichtigen Fragen erzählen und das wissen, was wir wissen, wir und die, die wir wählen. Die Fragen bleiben nicht stehen genauso wie die Antworten, aber nicht alles ändert sich wie es wünschenswert wäre. Der Interessenmarkt unterwirft sich dem Geld und somit ist die Macht an einem Ort der Erde konzentriert und an einem anderen sind Armut, Hunger, Elend und Tod. Unsere Welt stützt sich darauf oder gibt es noch andere globale Richtungen? Viele von Ihnen können das, was wir alle wissen, sagen - dass das Leben trotz allem weiter geht. Das stimmt, werde ich antworten, das Leben läuft zwischen zwei Punkten: einerseits – das Geld, andererseits – Hunger. Viele gehen in dieser Welt in der Mitte dieses Weges, obwohl es manche gibt, die sich am ersten Punkt und die, die sich am zweiten Punkt befinden. Außerhalb dieser Punkte gibt es eine Leere, da wir offensichtlich die verständlichen Gesetze in unserem Inneren und rings um alle Menschen herum nicht erschaffen; die Gesetze, die den Raum unseres Leben in unserem Inneren und rings herum – das immer war und ist in unserer Seele - öffnen können.

Die Seele öffnet die Welt, die die Welt Gottes ist, die durch das Licht seiner Seele in unsere Welt, unsere Seele, unseren Körper reingeht und ihn als die Persönlichkeit widerspiegelt, die es in jedem von uns und uns allen gibt. Es sind das Bild in unserem Inneren und unser physischer Körper, die die Welt rings um uns herum nach unseren

Gedanken und Handlungen entwickeln. Wenn wir das Gesetz, nach dem wir alle leben, und unseren Weg verstehen können, können wir den Weg, den wir jetzt gehen, ebenso verstehen. Vieles wurde vor uns verborgen, vieles ist es immer noch, aber vieles ist offen und es ist neben uns und ich fordere Sie auf: ahmen Sie nicht dem nach, was Sie gehört haben, sondern akzeptieren Sie die Worte in Ihrem Inneren, akzeptieren Sie durch Ihr Dasein Ihr Leben sowie das jedes Menschen, genauso wie den Frieden für alle; die Welt, in der Sie Gott sehen können, der jedem und allen entgegen kommt und das Wissen seiner Seele öffnet.

Das Bild im Inneren des Menschen ist das Bild des Körpers. Der Körper des Menschen stellt den Lebensraum rings um alle Menschen herum dar. Wenn der Mensch fort geht, nimmt er diesen Raum in seiner Seele mit, somit nimmt er sein Licht, das die ganze Welt beleuchtet hat, mit; jedem und allen von uns ist es nicht von Nutzen, sondern umgekehrt, jeder verliert das, was er sehen und zusammen mit allen entwickeln könnte; jeder Mensch verliert den gemeinsamen Weg, der den Menschen zu Gott führen kann. Wissen Sie, ich möchte niemanden überreden, ich spreche über reale Technologien und schlage vor, über Ihr Leben und darüber, wohin Sie gehen, nachzudenken. Wenn meine Geschichte, genauer gesagt die Technologie, großes Interesse erweckt und eine Diskussion auslöst, heißt es, dass wir alle etwas zu bereden und etwas zu lernen haben, indem wir das Wissen des Lebens, das uns von Gott gegeben wurde, erkennen. Manchmal denkt jeder von uns aus einem Anlass darüber nach, woher er über manche Ereignisse in seinem Leben oder im Leben anderer Menschen weiß. Sie haben diese bereits erlebt, Sie haben sich einfach an sie erinnert und sie waren bereits hier nur früher – auch mit allen zusammen. Indem Sie sich mit Ihrem Bild vereinen, gehen Sie den bekannten Weg wieder und sind in Ihrem morgigen Tag sicher.

Sehen Sie um Sie herum und in sich! Möchten Sie etwa nicht das sehen, was Gott für uns alle erschafft?! Möchten Sie etwa nicht lange leben und gesund sein?! Möchten Sie etwa nicht das erschaffen, wovon Sie träumen?! Möchten Sie etwa nicht, alles rings um sie herum sehen und sich dabei nicht darüber ärgern, dass Ihnen die Zeit fehlt und das Interesse bereits vergangen ist?! Möchten Sie etwa nicht das erkennen, was es in der Seele gibt?! Möchten Sie etwa nicht mit Gott sprechen und zum Wohl aller und nicht wider alle erschaffen?! Hat das Leben etwa ein Ende? *Das Leben ist unendlich, wir alle müssen es nur verstehen.*

Wir betrachten die spezifischen Technologien des Lernens weiter: sie sind für mich, genauso wie für Sie, von großem Interesse. Ich beende das Thema nicht weil ich es möchte, sondern deswegen, weil Sie nicht alle und nicht alles aufnehmen können. Aus diesem Grund öffnet sich in Ihrem Inneren von Mal zu Mal ein Knöterichkörnchen – eins nach dem anderen. Vermehren Sie diese durch Ihre Arbeit im Bezug auf das Erkennen des Menschen und Gott! Vermehren sie diese durch das Gute und die Liebe, die es in Ihrem Inneren gibt! Vermehren Sie das Verstehen und schenken Sie es dem Menschen durch das Erschließen des Wissens seiner Seele! Verlieren Sie und verteilen Sie nicht das, wovon Sie nur wenig haben, aus verschiedenen Gründen! Teilen Sie das mit den Menschen, was Sie erschaffen haben, Sie und nicht jemand anders! Glauben Sie, da Ihr Glauben der Weg zu Gott ist! Wissen Sie, da darin die Kraft Ihres Weges liegt! Danke. 05.02.08

© И.В. Арепьев, 2010

Die spezifischen Lerntechnologien der Zuhörer. Das Bild des Menschen als ein Energiefeld rings um den Menschen herum und in seinem Inneren. Teil 2

Thema 216

Um das Thema fort zu setzen möchte ich über Zuhörer sprechen. Damit meine ich, dass viele Menschen heutzutage fähig sind, nicht nur zu zuhören sondern auch das zu hören, was ihnen vermittelt wird. Ferner möchte ich über die Macht, die sich zwischen den Zeilen, zwischen den Worten befindet, sprechen. Ich möchte über die Fähigkeit, den auf den ersten Blick unsichtbaren Raum zu sehen, in dem der Mensch seinen inneren Wunsch - den anderen entgegen zu gehen – erfüllt, sprechen; die Fähigkeit, alle Menschen zu sehen und zu hören und dabei die Wörter, die die gemeinsame Richtung des gemeinsamen Weges der Entwicklung alle Menschen ausmachen, genau zu unterscheiden.

Also um den ersten Teil dieses Themas fort zu setzen möchte ich noch Mal die Grundlage des Weges und der Zusammenarbeit der Menschen wiederholen; des Weges, auf dem jeder seinen Teil der Welt sieht. Aber da wir alle Menschen sind, sehen wir dieselbe Welt, die wir widerspiegeln. Jedes Volk hat sein eigenes Wissenskörnchen, aus dem die ganzen Generationen stammen und sich bis heute entwickeln. Dieses Wissen ist im Grunde vor den Augen der meisten Menschen verborgen, obwohl in letzter Zeit viele Menschen von einem Land zum anderen ziehen und dort leben bleiben, um das Geheimnis, das eine andere Nation besitzt, zu akzeptieren und in sich rein zu lassen. So zum Beispiel sind viele Menschen nach Russland gezogen und leben dort, um die russische Seele zu erlernen, die geheimnisvolle und einzigartige Seele des russischen Menschen und des russischen Geistes. Die Worte sprechen für sich selbst. Viele Menschen ziehen auch in andere Länder, um die Menschen dort zu erkennen, aber hier geht es bereits um eine andere Richtung des Erkennens. Zum Beispiel, man kann nach Amerika ziehen, das große Los bei dem Schicksal ziehen und reich werden.

Man kann viele Beispiele aufführen, aber der Sinn des Territoriums und der Nation, die durch die spezifischen Koordinaten des gegebenen Wissens bestimmt sind, kann man nicht verlagern und nicht erobern. Ich spreche über das bestimmte zum Teil verborgene Wissen, das in sich die bestimmten Koordinaten des Territoriums und der Staaten trägt. Wenn man diese kennt, kann man verstehen, dass der Staat sich unter keinen Bedingungen verringern kann und wenn es doch passiert, dann finden sich die Menschen und die Ereignisse, die alles wieder auf ihre Plätze verstellen, um dem Menschen zu helfen.

© И.В. Арепьев, 2010

Das Volk, das den inneren Sinn dieses Wissens verloren hat, verliert sich selbst als Volk, verliert die Einheitlichkeit seiner Menschen und infolgedessen verliert er seine staatlichen und territorialen Grenzen, verliert seine weitere Fortbewegung, verliert seine innere Kraft – den Geist der Menschen. Das ganze Volk verliert das, was ein Mensch verlieren kann. Deswegen haben in manchen historischen Ereignissen das Nichtverstehen und die Einsperrung von einem Menschen zum Aufstand aller in dem Staat geführt. Die Behüter dieses Wissens, des Staates und der territorialen Integrität sind die Menschen, die durch den Willen Gottes diesen Mechanismus gekannt und verstanden haben. Das Geheimnis der Funktion dieses Mechanismus war ihnen zum größten Teil bekannt. Ihr Wort hat den Geist der ganzen Nation zum Vorschein gebracht, die Staaten wiederaufgebaut und die Territorien zurückgebracht.

In unserer Zeit versuchen viele und viele Staaten diesen Mechanismus wieder zu finden, viele unserer Nachbarn, indem sie nach den Weisungen aus der Ferne handeln, versuchen den Mechanismus gegen unseren Staat anzuwenden, dabei wissen sie selbst nicht wozu und warum. Und es ist lustig und traurig gleichzeitig, wenn man diese Worte überhaupt anwenden kann. Welche Menschen konnten ohne Seele leben, welcher Mensch hat glücklich gelebt, indem er seine Seele unterdrückt hat?! Unser Volk, jeder unserer Menschen ist durch seine Großzügigkeit und Hilfsbereitschaft sowie durch die Offenheit seiner Seele bekannt, ist dadurch bekannt, dass er ausgebildet und verständnisvoll ist, dadurch, dass er auf die Hilfe für den Nächsten und Fremden, auf die Rettung derjenigen, die weit von uns entfernt sind, ausgerichtet ist; es gab dies schon immer und es gibt dies in unserem Inneren. Und wenn jemand versucht, diese Eigenschaften unserer Seele zu schlechten Zwecken auszunutzen, kommt es zum Vorschein – als Betrug und Diebstahl, die unser Volk nicht akzeptieren kann. Wir wissen noch vieles über uns nicht, aber die Zeit öffnet uns den Blick auf alle Menschen, unter anderem auch auf uns selbst. Und wir müssen nichts Besonderes unternehmen, wir müssen wir selbst bleiben, dann sehen wir das, was wir als ein vereintes Volk bereits seit langer Zeit zu erreichen versuchen.

Um das Thema fortzusetzen möchte ich sagen, dass jeder, indem er seinen Teil der Welt sieht, eine einheitliche Welt vertritt – mit ihrer widersprüchlichen Information und ihrem zerlegten Energiefeld. Man muss erwähnen, dass das Feld nicht so sehr zerlegt ist als vielmehr mit Linien unseres Nichtverständnisses der Vereinigung der Menschen, Gottes und der Welt belegt. Diese Linien trennen das Verstehen der Welt und die Ansichten der Menschen auf diese Welt als auf eine einheitliche Welt. Bei dem Nähern des Menschen bauen diese Linien für manche eine große Wand des Nichtverständnisses auf, für andere – einen tiefen Abgrund, den man nicht so leicht überführen kann. Somit wird das allgemeine Bild des Lebens von Menschen geteilt, von Menschen, die in ihrem Inneren die Antworten und die Richtungen in Form des Wissens über den einheitlichen Weg zu Gott in der Welt haben. Aber die Menschen selbst machen aus verschiedenen Gründen alles dafür, dieses Wissen für alle Menschen unzugänglich zu machen. Weil sonst die festen Grenzen der geteilten Welt anfangen, sich aufzulösen und somit die einheitliche Energie des Lebensraums aller Menschen in der Seele des Menschen widerzuspiegeln. Und diese Energie gibt die Möglichkeit, ewig zu erschaffen und zu schöpfen.

Ich führe ein Beispiel auf. Um ein Organ im Körper des Menschen zu erschaffen, muss man soviel Energie in seinem geistigen Impuls widerspiegeln, dass diese fähig ist, ein ganzes Organ zu erschaffen und widerzuspiegeln, ein Organ, das wachsen und normal funktionieren kann. Soviel Energie wird gebraucht, um den Lebensraum des Menschen zu erfassen.

Der Lebensraum des Menschen ist die ganze Welt, ist alle Menschen. Was für ein Energieimpuls es sein muss, damit ein Organ wachsen und sich im Körper eines anderen Menschen widerspiegeln kann? Ob es solche Energieanlagen gibt, deren Kraft man mit der Kraft des menschlichen Impulses vergleichen kann? Dieses Beispiel erklärt viel, besonders verstärkt es den Status des Menschen in dieser Welt. Dieses Beispiel zeigt ebenso das Niveau des Verstehens und der Handlung des Menschen selbst und somit zeigt es das Niveau der Entwicklung des Technologieprogresses in der Welt, ich würde sogar sagen, des Technologieprogresses, der bestimmte Ergebnisse bringt.

Die vorhandenen gemeinsamen und unsichtbaren Grenzen verdecken das Rettungsergebnis für viele Menschen in der Welt und somit nehmen ihnen in der Anfangsphase die Information darüber, dass der Mensch einfach wissen könnte, dass es existiert, dass ganz normale Menschen wie er es beherrschen. Die Auflösung der Grenzen des Energiefeldes könnte es vielen ermöglichen, das tief schlafende Wissen ihrer Seele mithilfe des Geistes zu erschließen, könnte es ermöglichen, unter Berücksichtigung ihrer inneren Information und des Wissens des Menschen viele Aufgaben zu lösen und zu erfüllen.

Ich möchte, wenn Sie erlauben, ein paar Worte über mich sagen, damit Sie nicht den Eindruck bekommen, dass ich alles kann. Ich möchte Sie gleich beruhigen und bitten, mir äußerst ruhig zu zuhören und zu versuchen, meine Worte richtig zu verstehen. Ich bin ein Mensch, genau wie Sie – ein einfacher Mensch. Das Wissen, das sich in meiner Seele erschließt, existiert auch in Ihrer Seele und spiegelt sich dort wider – durch Ihr

Verständnis und Ihre Aufgaben. Ich helfe, wie auch viele andere Menschen, dadurch dass ich Menschen rette dann, wenn ich es machen kann und weiß wie es geht. Da ich ein Mensch bin, habe ich, wie Sie, eine bestimmte Tagesordnung, die eine bestimmte Zeit in Anspruch nimmt, deswegen orientiere ich Sie auf die Ausbildung und das Öffnen Ihrer Seele durch Fleiß und Geduld im Bezug auf diese Arbeit. Ich denke, ich habe kurz den Sinn dessen dargestellt, was man tun und wohin gehen soll.

Ein Ergebnis gibt es dort, wo der Mensch glaubt und weiß, was er im Leben machen und betreiben soll, er weiß, wer ihn braucht und auf ihn wartet. Wenn der Mensch nicht weiß und nicht wissen möchte – egal wie viel Wissen und Information über die Regenerierung seiner Gesundheit man ihm beizubringen versucht, ist alles umsonst – es wird kein Ergebnis geben. Deswegen muss man solche Beispiele und solches Wissen haben. Wenn der Mensch die gemeinsame Aufgabe und den gemeinsamen Weg versteht, richten wir unsere Bemühungen mithilfe unseres Bewusstseins auf die Modifizierung harter Rahmengrenzen, die es uns unmöglich machen, uns selbst zu sehen und zu verstehen. Uns selbst, die gesund bleiben könnten, die nicht alt werden und nicht sterben könnten, die retten und helfen könnten und sich als Menschen entwickeln könnten, statt unsere Lebensressourcen in die Richtungen zu investieren, die sich ohnehin mit der Zeit bis zur Unerkenntlichkeit ändern werden. Wenn Sie gemerkt haben, alles was der Mensch erschafft, ändert sich ständig; alles was Gott erschafft – die Seele und den Menschen – wächst ständig geistig und strebt nach dem Wissen Gottes und der Welt.

Um sich noch einfacher auszudrücken, sucht der Mensch in seinem Leben nach seinem Doppelgänger - das Abbild, in dem er sich von allen Seiten sehen kann und anhand seiner Erfahrung das, was er braucht, wählen kann. Da der Mensch die Grenze des Nichtsehens der ganzen Welt Gottes hat, hat er eines Tages das gewählt, was es verhindert, sein Inneres zu sehen und durch das Innere das Äußere zu sehen. Lassen Sie uns diesmal die wahre Welt aller Menschen wählen, und sie ist dort wahrhaft, wo wir alle sehen und wissen, wo wir alle existieren, wo wir alle leben! Danke.

Man muss die einfachen Weisheiten verstehen können: wenn der Mensch den Wunsch hat, die vorhandenen Grenzen des Unwissens der Menschen in das zugängliche Wissen des Lichtes ihrer Seele zu modifizieren, ist das eine Sache. Wenn der Mensch den Wunsch hat, gesund zu werden und dabei nichts lernen möchte, wenn er an dem Aufbau seines Lebens sowie des der anderen Menschen nicht teilnimmt, ist es eine andere Sache. Und in diesem Fall müssen Sie verstehen, wie und womit Sie diesem Menschen helfen können. Es gibt auch andere Beispiele, wenn Menschen sagen, dass sie alles wissen und dabei ihre Probleme nicht lösen können und es dadurch erklären, dass sie

© И.В. Арепьев, 2010

für sich keine Zeit haben. Das stellt das Unwissen des Menschen dar, aber der Mensch selbst denkt, dass er sein Unwissen vertuscht hat und niemand hat es gemerkt; aber die Sache ist die: der Mensch weiß nicht, versteht nicht und möchte nicht wissen und verstehen, deswegen hat er Probleme. Der Mensch möchte für sich die Zeit nicht nehmen, da er der Meinung ist, dass es im Leben wichtigere Aufgaben gibt – wichtiger als er. So was gibt es auch.

Schaffen Sie alles was sie sich vorgenommen haben, somit werden Sie das Leben entwickeln und harmonisch bleiben! Verstehen Sie das, was Menschen sagen und Sie werden sich selbst und die Welt verstehen und den Menschen sehen können!

Danke. 06.02.08

Spezifische Technologien der Schulung der Zuhörer. Das Bild des Menschen, sein Geist und sein Körper.

Thema 217

In diesem Thema werden wir den Begriff *das Bild des Menschen* näher betrachten – im Bezug auf unser Verständnis des Lebens und der Ereignisse. Wenn man den Weg, den alle Menschen in der Welt gewählt haben, betrachtet, sieht man, dass jeder Mensch das Bild in seinem Inneren erreichen möchte, indem er dieses Bild in die Umwelt überträgt.

Das Bild des Menschen wird für uns *unsere Ausbildung* darstellen, die wir als ein Muster für den Aufbau unseres Lebensweges wahrnehmen – die Schulbildung, die Bildung in der Hochschule, an der Universität, in der Familie, die Lebensausbildung. In diese Ausbildung oder in die von uns ausgewählte Ausbildung möchten wir das innere Bild des Menschen einfügen oder fügen es bereits ein.

Was stellt das Bild des Menschen in seinem Inneren – im Inneren jedes Menschen – dar?

Das Bild im Inneren des Menschen ist eine Verbindung des Geistigen und des Körperlichen, ist die Vereinigung des Ziels und der Aufgabe, ist das Verstehen und das Wissen.

Das Bild im Inneren des Menschen ist der einheitliche Mensch selbst, der in sich das Leben trägt und dieses rings um sich herum entwickelt.

Das Bild im Inneren des Menschen ist seine Seele und seine Persönlichkeit, das Bild im Inneren des Menschen ist *das Licht, das vom Körper Gottes in Richtung jedes Menschen ausgeht.*

Das Bild im Inneren des Menschen ist der Mensch.

Es ergibt sich, dass die Aufgabe des Menschen im Leben es ist, das Leben zu tragen und zu entwickeln, indem er das innere Bild im Alltag widerspiegelt, das Bild, das in erster Linie geistig und natürlich auch körperlich und materiell zu entwickeln ist. Aber was geschieht in Wirklichkeit und was entwickeln die meisten von uns im Alltag, wenn das Materielle das Geistige nicht sieht, wenn das Materielle seine Arbeit und seine Mühe in die Vereinigung seines Körpers und Geistes nicht investiert? Es resultiert in einer Krise, unter anderem in einer Technogenkrise, in die sehr viele materielle Mittel investiert werden. Es entsteht eine mächtige menschliche Energie, die einen großen Pol erschafft, der wiederum sehr hart auf den Menschen reagiert. Das hilft uns zu verstehen, in welche Richtung wir gehen, wen und wie wir lehren, welche allgemein bildenden Programme, Schulpläne und Ausbildung wir aufbauen, ohne in diese das Bild des Menschen und das Geistige, das jeden Menschen von Innen heraus heilt, einzufügen? Der

© И.В. Арепьев, 2010

Mensch degradiert als Persönlichkeit und sein Bewusstsein spaltet sich, das Geistige hat im Bewusstsein einen kleinen Platz – wie ein Körnchen - und das Materielle besitzt den restlichen Raum. Es wächst eine Gesellschaft unmoralischer Menschen heran, die nur auf materielle Werte gerichtet sind.

Wie, mit wem und auf welcher Grundlage können wir einen mächtigen Staat bauen, wenn es in diesem Staat keine geistigen Menschen geben wird? Was können wir unseren Kindern beibringen, den Kindern, die erwachsen werden und die die Basis des Staates bilden, wenn wir unsere Arbeit und unser Wissen in den Nachwuchs nicht investieren, und dabei wissen wir von dem geistigen Glauben des Menschen nichts und sprechen nicht darüber? Was möchten wir heilen und was möchten wir in unserem Leben und unseren Ereignissen vermeiden, wenn die Heilung des Körpers des Menschen durch seinen Geist erfolgt? Wie soll der Weg der Norm des Lebens aller Menschen aufgebaut werden - ohne geistige Erziehung des Menschen?

All das kann zu einer geistigen, genauer gesagt zu einer menschlichen Krise im Leben der Menschen führen, die wiederum zu verschiedenen Katastrophen im Staat führen kann. Ein Staat ohne Glauben und Geist der Nation ist kein Staat; ein Staat ohne Menschen, die in ihrem Inneren einen starken Glauben haben, ist kein Staat; ein Staat, der das innere Bild des Menschen durch die erforderlichen Lebensbedingungen nicht aufbaut und nichts in das Bild investiert, ist zur Einsamkeit verdammt, sogar wenn er viele materielle Güter besitzt.

Der Geist des Menschen spiegelt keine materiellen Werte wider, der Geist des Menschen spiegelt eine menschliche Persönlichkeit wider, *spiegelt das Leben und den Wunsch nach der inneren Entwicklung wider.* Der geistig entwickelte Mensch kann die Materie des Menschen zum Wohl aller widerspiegeln. Unter heutigen Bedingungen leidet bei der Spaltung des Bewusstseins auch der Glauben, in dem der Mensch sich mal zum geistigen Körnchen, mal zum Brocken des Materiellen wälzt. Dadurch leidet er unter verschiedenen Krankheiten und wird entsprechend behandelt; er sucht vieles in seinen Ereignissen, indem er diese analysiert, dabei vergisst er aber sein Leben und seinen Geist; er bemüht sich, mit dem technischen Progress mitzukommen und schafft es nicht, dabei verschwendet er seine innere Energie und danach beschwert er sich über Depressionen und Kraftlosigkeit. In Wirklichkeit lebt er wie in einem Käfig und sieht nur die Hektik der vorbei gehenden, laufenden Menschen.

Was investiert der Mensch in seinen Lebensstil und seine persönliche Erziehung? Welches Tagesziel setzt sich der Mensch, wer hilft ihm dabei und worauf stützt er sich in seinem Inneren? Wenn jeder von uns diese Fragen beantworten kann, versteht er, wo er

© И.В. Арепьев, 2010

sich in seinem Leben befindet. Jeder von uns kann das einheitliche Bild des Menschen und der Menschlichkeit finden, indem er den Geist und den Körper vereint, indem er in seinem Inneren sein Bewusstsein und den richtig ausgewählten Weg der Hilfe für alle Menschen verbindet. Jeder von uns kann endlich endgültig verstehen, dass er ein Mensch ist, der in seinem Inneren den Geist Gottes hat – als eine ursprüngliche Aufgabe seiner Entwicklung. Jeder von uns kann die Ereignisse rings um ihn sowie um andere herum verstehen. Jeder von uns kann es verstehen, was heißt, dass er es auch wissen wird.

Das Ziel dieser Themen ist es, das Wissen des Menschen zu erschließen.

Danke. 07.02.08

Spezifische Technologien der Schulung der Zuhörer. Das Bild des Menschen, der Aufbau eines Raums.

Thema 218

In diesem Thema möchte ich über den Aufbau des Raums des Bildes des Menschen in einer Zelle des physischen Körpers erzählen.

Um den Raum aufzubauen, in dem als nächster Schritt eine physische Zelle zu erschaffen und in dieser Zelle das Bild des Menschen widerzuspiegeln ist, muss man zunächst den Lebensraum dieser Zelle erschaffen. Es ergibt sich Folgendes: um eine Zelle erschaffen zu können, muss man zunächst einen Raum im Inneren der Zelle und rings um sie herum erschaffen. Erst dann und nur in diesem Raum wird sich die Zelle des Körpers als eine Materie der Welt und des Menschen widerspiegeln. Und um den Raum selbst widerzuspiegeln, muss eine physische Zelle vorhanden sein, in der sich das Bild des Menschen befindet. Die Zelle wird nach dem Bild des Menschen, das in der Seele immer vorhanden und widergespiegelt ist, erschaffen. Um das alles verstehen zu können, muss man die Ordnung des Erschaffens des einen oder anderen Informationsobjektes der Welt oder des Menschen sehen und widerspiegeln können. Wenn Sie die Ordnung des Erschaffens wissen und diese verstehen können, werden Sie genau wissen, wie Sie die Materie und den Raum erschaffen sollen. Das Wort Ordnung habe ich in den Text eingefügt, um Ihnen das Verstehen zu erleichtern, und nicht um die Technologie des Erschaffens zu beschreiben. Deswegen ändert sich der Sinn des oben Gesagten ohne dieses Wort nicht, aber dieses Wort bringt ein bestimmtes anfängliches Verstehen ein, das eine Sehfähigkeit fördert - eine Sehfähigkeit auf dem Niveau des Erschaffens der Materie und des Raums genauso wie auf dem Niveau des Erschaffens eines bestimmten Raums und der in diesem Raum erschaffenen Materie. Um das Bild im Inneren der Seele erschaffen zu können, muss zunächst die Seele selbst erschaffen werden. Die Seele kann nur Gott erschaffen, Gott ist ewig. Das erschaffene Bild des Menschen in seiner Seele ist die Schöpfung Gottes, das heißt - eine ewige Schöpfung. Aus diesem Grund stellt das Bild des Menschen genauso wie die Seele selbst eine ewige Struktur, eine Widerspiegelung der ewigen Welt und des Menschen in dieser Welt dar.

Die Widerspiegelung und das Erschaffen der Seele nach dem Plan Gottes stellt den Menschen dar, der in sich seine Seele und in der Seele sein Bild trägt; die Seele, die den Körper des Menschen und seinen Weg ewig entwickelt, genauso wie die Zellen und das

Bewusstsein sowie die Welt um den Menschen herum, die den Geist und den Menschen selbst öffnet.

Die Seele spiegelt den inneren Raum durch die äußeren Ereignisse und den erschaffenen Weg jedes Menschen wider, indem sie den Körper als eine Persönlichkeit erschafft und widerspiegelt.

Die Seele spiegelt *den Raum und die physischen Zellen des Körpers des Menschen* nicht nur wider *sondern erschafft diese.*

Der Mensch, dem Gott eine Seele geschenkt hat, hat in seinem Inneren das Bild des kanonischen Menschen und trägt dieses in sich; das Bild, in dem es den Raum und die Materie gibt. Aus diesem Grund muss man das Bild im Inneren der Seele des Menschen sehen können - das Bild, das im Grunde genommen das Licht Gottes ist, um den Raum und die Zelle im Körper des Menschen erschaffen zu können. Wenn Sie das Licht Ihrer Seele sehen können und es steuern können, können Sie im Raum des Körpers des Menschen auf der Grundlage anderer Räume zum Beispiel einer Zelle, eines Organes und der sich in der Nähe befindenden Zellen einen für das Erschaffen einer Zelle oder für die Regenerierung eines Raums erforderlichen Raum erschaffen; eines Raums in dem später ein Organ zu züchten ist. Die Zelle, in der und rings um die herum es den Lebensraum der Zelle des ganzen Körpers gibt, ist mit der Zelle aus dem begrenzten Raum auf der Informativebene verbunden. Der Raum und die Zelle selbst haben genau bestimmte Koordinaten im einheitlichen System des Körpers des Menschen und der Welt, dadurch können wir an der Raumgrenze – wie auf einer Leinwand - eine reale Widerspiegelung der physischen Zelle bekommen, die noch ein Bild des Menschen in einer neuen Zelle mit sich bringt. Dadurch bekommen wir sowohl eine Zellteilung als auch eine neue Zelle im Aufbau des physischen Körpers des Menschen.

Um einen Raum im Körper des Menschen, in dem eine physische Zelle des einheitlichen Körpers des Menschen leben und sich entwickeln wird, bauen zu können, müssen wir zwei Zellen im Körper des Menschen näher bringen und diese in einander widerspiegeln und dadurch das Bild des Menschen in der Zelle widerspiegeln lassen. Die Widerspiegelung des Bildes des Menschen im Menschen bringt uns eine offene und ausführliche Struktur des wieder aufgebauten Raums für die Entwicklung der physischen Zelle des Menschen. In Wirklichkeit bekommen wir zunächst eine gerade Lichtlinie zwischen zwei Zellen – die Linie des Lebens und des Weges des Menschen, die sich an den Lebensraum der Zelle erschließt, in dem die Maße wie sich die Aufgaben im Leben des Menschen realisieren. Das Erschaffen, die Widerspiegelung und in unserem Fall die Zellteilung erfolgt, wenn der Mensch seine persönlichen Ereignisse, seine persönlichen Erkenntnisse von sich selbst und seinem Leben sowie das Leben und die Entwicklung aller Menschen in der Welt versteht. Aus diesem Grund sollen Sie sich nicht dazu zwingen, einige Angelegenheiten in Ihrem Leben schnell zu Ende zu bringen; lassen Sie es nicht zu, dass eine Situation, die sich in Ihrem Leben ergeben hat, Sie ärgert. Jetzt kommt es Ihnen schlecht vor, aber bereits morgen kann sich diese Situation zur Hilfe für Sie wenden. Vielleicht ist es gar nicht notwendig, etwas zum logischen Ende zu bringen, das dieses etwas Sie entwickelt, es macht Sie nicht älter oder nimmt Ihnen etwas, sondern entwickelt Sie als einen Menschen.

Was ist der Unterschied zwischen einem Kind und einem Erwachsenen? Der erste hat noch alles vor sich, er muss noch lernen und tasten, sehen und verstehen; der zweite – nach seiner subjektiven Meinung - hat alles bereits hinter sich, alles ist vorbei. Der Unterschied laut der gegebenen Technologie liegt darin, dass beim Ersten sich die Lichtlinie zwischen zwei Zellen im Inneren seines Körpers aufgebaut hat - wie auch bei dem Zweiten, aber bei dem Ersten läuft diese Linie in den neu aufgebauten Raum, bei dem Zweiten verdichtet sich die Linie und drückt auf die Strukturen der physischen Zelle, dadurch stoppt sie den Teilungsprozess, was wiederum den Mechanismus des Wachstums und die Entwicklung der physischen Materie und des Körpers des Menschen beeinträchtigt. Dies zeigt eine Persönlichkeit und verschiedene Vorgehensweisen bezüglich der gleichen Angelegenheit. Man kann sagen, dass das Kind nicht versteht, was um es herum und in seinem Inneren geschieht, deswegen versucht es alles zu erforschen, in jede Angelegenheit seine Nase zu stecken und überall anwesend zu sein. Der Erwachsene - wie es sich ergibt - weiß alles, was für ihn notwendig ist, aber er unternimmt nichts obwohl er sieht, dass seine Jugend ihn verlässt.

Was ist Jugend? Jugend ist die Aufgabe und viele von ihnen sind die nicht erfüllten Aufgaben im Leben des Menschen, nicht erfüllte und unvollendete Aufgaben. Viele von Ihnen leben schnell, dabei passen Sie das innere System an sich an und beschleunigen dieses; viele von Ihnen sehen es nicht und wissen darüber nichts; viele von Ihnen haben offensichtlich Probleme wegen Ihrer Unaufmerksamkeit und in vieler Hinsicht wegen des Nichtwissens Ihres Lebens, des Lebens, das es immer in Ihnen und rings um Sie herum gibt, gab und geben wird.

Wenn Sie irgendwohin laufen, denken Sie nach, wohin Sie laufen; laufen Sie vielleicht zu sich, um sich selbst, Menschen, die Welt und Gott und das, was es in Ihnen gibt, gab und geben wird, zu erkennen? Wenn es wirklich so ist, dann sollte das Leben ruhig und nicht so wie jetzt sein. Sonst werden Sie in Eile an Ihrer glücklichen Wahl – einem Menschen - vorbei gehen, an sich selbst, an anderen Menschen; Sie werden die Welt rings um Sie herum nicht sehen und Gott nicht kennen; Gott, der wie man dem gegebenen Wissen entnehmen kann, für alle Menschen alles erschaffen hat; und das Wissen ist *der Beweis des Faktes des Lebens Gottes.* Der Mensch, indem er das Wissen über seine Seele widerspiegelt, spiegelt das direkte Wissen des Lebens Gottes wider; er spiegelt das Wissen wider, um selbst wissen und richtig und lange leben zu können, um die Welt zu erkennen und harmonische Beziehungen zu jedem Menschen zu erschaffen. Aus diesem Grund gründen Menschen, wenn sie sich treffen, eine Familie und bauen einen neuen Raum des gemeinsamen und glücklichen Lebens in einander und in seinen Kindern auf.

Die Harmonie der Familie ist die Harmonie des Menschen und seiner Beziehungen zu seinen Kindern. Harmonische Menschen sehen und verstehen die Welt und andere Menschen, lieben alle und seine Kinder, kennen und respektieren Gott, verstehen sein Wissen, das den Sinn des Lebens des Menschen darstellt. Deswegen, indem ich das Wissen meiner Seele, das mir Gott als einem Menschen schenkt und öffnet, widerspiegele, sehe ich das Buch und das Wissen in diesem Buch; ich sehe Menschen; ich sehe, wie sich das Wissen im Buch und in den Menschen widerspiegelt und ich öffne das Wissen euch allen durch das Leben des Menschen.

Danke.   11.02.08

Spezifische Technologien der Schulung der Zuhörer. Das Bild des Menschen, der Raum des Informationsinputs und -outputs. | Thema 219

Im vorherigen Thema haben wir über das Erschaffen des Raums und über die Widerspiegelung der physischen Zelle in diesem Raum gesprochen; wir haben über das Erschaffen der Zelle des Körpers des Menschen und über die Widerspiegelung des Raums in der Zelle und rings um sie herum gesprochen; wir haben darüber gesprochen, dass um die Zelle und den Raum im Körper des Menschen widerspiegeln zu können, muss man zunächst das Bild des Menschen in der Seele und den Raum im Körper des Menschen, in dem die Zelle des Menschen erschaffen wird, durch das Licht der Seele widerspiegeln; oder man muss die Zelle widerspiegeln, um die herum der Raum wächst. Die Besonderheit des Erschaffens von so einem Raum liegt darin, dass es in einem Kubikraum, in dem eine physische Zelle als eine fixierte Koordinate bestimmt ist, einen Ein- und Ausgang in den gegebenen Raum gibt, der sich im Inneren der genannten Zelle befindet. Um in den Raum rings um die Zelle herum eintreten zu können, muss man durch das Innere der Zelle durchgehen, nur so kann man in den inneren Kubikraum gelangen, in dem man zusätzliche Informations- und Energiequellen erschaffen kann und manchmal auch muss. Diese Quellen werden in den Prozessen der Regenerierung des Körpers sehr gebraucht, zum Beispiel nach einer schweren Krankheit oder während der Krankheit, um den Menschen heilen zu können. Es gab und gibt für so eine Information Durchgänge im Zwischenzellenraum zwischen den Zellen und deren äußeren Kubikräumen, die an einander grenzen.

Somit um die gefragte Information in der gewünschten Zelle des Körpers des Menschen widerspiegeln zu können, muss man das zusätzliche äußere Licht der Seele widerspiegeln, das Licht, in dem es die für uns notwendige Information mit dem Bild des Menschen in der Seele und in der zu regenerierenden Zelle gibt. Um die Information aus der gegebenen Zelle, die für den Körper des Menschen eine Quelle der Krankheitsverbreitung ist, auszuscheiden, muss man das Bild des Menschen in einer Zelle mit dem Außenraum verbinden. Diese Verbindung muss man neben zwei oder drei benachbarten Zellen positionieren, durch die wir den erforderlichen zusätzlichen Raum der Zellen des Körpers des Menschen bekommen und in dem wir die unnötige problematische Information widerspiegeln können, indem wir diese außerhalb des Körpers des Menschen ausscheiden. Rings um den Menschen herum gibt es auch einen

© И.В. Арепьев, 2010

Lebensraum, er verbreitet sich um den Menschen herum und befindet sich immer bei jedem von uns. Indem wir den spezifischen inneren und äußeren Raum in eine Struktur verbinden, bekommen wir einen zusätzlichen Kanal für die Ausscheidung der für den Menschen überflüssigen, statischen und zerstörerischen Information aus seinem Körper, dadurch wird der Körper und die Organfunktionen in die Norm gebracht. Sobald wir uns auf eine innere Zelle, auf das Bild des Menschen konzentriert haben, ohne mit anderen Zellen gedanklich zu kontaktieren, schließt sich der spezifische Raum und geht ins Innere einer der Zellen hinein.

Dieses Beispiel zeigt ganz deutlich, dass es Zellen gibt, die auf eine besondere Weise die notwendige Information ins Innere durchleiten, und es Zellen gibt, die unter bestimmter Führung einen für den Menschen notwendigen Raum öffnen. Dieser Raum stellt im Grunde einen Eingang in die Umwelt dar und öffnet dadurch den Weg für die Ausscheidung der negativen Information und deren weitere Modifikation. Der Außenraum des Menschen hat ebenso bestimmte Punkte auf dem Körper des Menschen, die sowohl die notwendige Information und Energie speichern als auch diese bei Bedarf löschen, um dem Menschen den Weg des Lebensaufbaus zu erleichtern.

Alle diese Themen sind nur eine Stufe auf dem Weg des Verstehens des Menschen von sich selbst, anderer Menschen, der Welt und des Wissens Gottes. Man kann sie aus verschiedenen Ansichtspunkten betrachten: als eine reale Hilfe oder als Science-fiction. Ich führe die Schulungstechnologien auf und erschließe Ihnen das Wissen und dabei leiste ich Menschen eine reale Hilfe. Vielleicht kann man nicht alles auf einmal sehen und hören, vielleicht kann man nicht alles auf einmal verstehen und ich persönlich bin damit einverstanden, aber es gibt das Wissen und den Weg, den man gehen kann, und nicht einen Weg sondern mehrere.

Als Beispiel möchte ich erzählen, was mir und einem Fremden vorgefallen ist. In 2001-2002 habe ich Videozeugenaussagen der Menschen, die mithilfe gegebenen Wissens und gegebener Technologien geheilt worden waren, aufgenommen. Alle Menschen, ohne Ausnahme, haben mir erlaubt, nicht nur die Aufnahme zu machen sondern auch diese anderen Menschen zu zeigen. Ich meinerseits habe die Aufnahme in ein Stenogramm übertragen und eine Broschüre gedruckt. In den Broschüren gibt es alles, was es in der Aufnahme gibt – verschiedene Heilungsbeispiele der Menschen bezüglich verschiedener Krankheiten, unter anderem sehr schwerer Krankheiten. Die Menschen haben selbst ohne jegliche Vorbereitung erzählt, was sie vor und nach der Behandlung erlebt haben, was sie dabei gefühlt haben, was sie gesehen haben und wie viel Zeit sie gebraucht haben. In Wirklichkeit wird im Film und in den Broschüren zwischen den

Zeilen die Technologie beschrieben, über die wir mit Ihnen gesprochen haben. Die Menschen haben an ihren Beispielen gezeigt, wie die Krankheit in Sie hinein gekommen ist, was danach geschehen ist und wie sie raus gegangen ist, was sie beeinflusst hat. Ich tue den zweiten Schritt vor dem ersten und sage, dass dies das Wissen der Rettung des Menschen ist.

Also einmal kam ein Fremder, um Bücher zu kaufen, in denen es seiner Meinung nach Technologien geben sollte; er hat eine kleine Broschüre durch geblättert und gesagt: „Schade, dass es hier keine Technologien fürs Gesundwerden gibt". Die Broschüre, die in seinen Händen war, hatte ebenso einen interessanten Namen – „Die Geschichten über Heilungsprozesse". Ich habe nichts geantwortet. Der Mensch hat aber auf eine Handlung meinerseits gewartet. Und ich habe ihm angeboten, jedes beliebige Buch mitzunehmen – als ein Geschenk von mir und dazu gesagt: „Vielleicht haben Sie irgendwann Zeit und lesen die Bücher in Ruhe und finden etwas Interessantes und Nützliches für Sie." Der Mensch hat mich ungern angeguckt und hat soviel Bücher mitgenommen, wie viel er wollte. Es ist Zeit vergangen und ich bin wieder dem Menschen begegnet, aber diesmal auf der Straße, ganz zufällig, er wollte eine Broschüre kaufen. Wir haben uns begrüßt und ich habe ihn gefragt: „Wie fanden Sie die Broschüre?" Er hat geantwortet: „Diese fand ich sehr interessant. Zunächst konnte ich den Sinn nicht verstehen. Es war ein Stenogramm eines Filmes, mehr nicht. Menschen erzählen, was sie erlebt haben und wie sie die Krankheiten losgeworden sind. Nichts Besonderes. Aber nach einiger Zeit habe ich angefangen, bei den Gesprächen mit meinen Nächsten genauer zu zuhören und konnte verstehen, wann und wo sie die Krankheit versäumt haben; ich habe mit einigen von ihnen die Situationen analysiert und vielen geholfen. Für mich selbst war es erstaunlich und interessant." Er hat mir viel darüber erzählt, was er verstanden hat und im Anschluss hat er mich gefragt, ob ich die Broschüren gelesen habe. „Ja, - habe ich gesagt, - und ich finde sie auch interessant und einzigartig, genauso wie Ihre Geschichte."

In diesem Sinne haben wir uns verabschiedet und ich habe mich bei ihm bedankt, dass er interessant und nachvollziehbar darüber erzählt hat, was er verstanden hat. Und er hat mir dafür gedankt, dass ich ihm zugehört habe. Deswegen führen verschiedene Texte bei der richtigen Betrachtungsweise zu einem meistens unerwarteten aber vorhersehbaren Ergebnis. Ich mache keine Werbung für die Broschüren und Bücher, ich spreche über Technologien, mit denen ich zu tun habe und mithilfe deren ich Menschen helfe. Für mich stellen diese Technologien den Sinn meines Lebens und meiner Tätigkeit, den Sinn des Verstehens der Welt und des Menschen dar. Ich verstehe, dass wir verschiedene Wertkriterien und Orientierungspunkte haben, aber der Sinn des Lebens ist bei allen der gleiche – die Entwicklung des Lebens aller Menschen.

Danke. 12.02.08

Spezifische Technologien der Schulung der Zuhörer. Das Bild des Menschen, Zahlen. | Thema 220

In diesem Thema möchte über Zahlen und über die Steuerung des Raums rings um uns herum erzählen und einen Plan für unsere Treffen bezüglich der Arbeit mit diesen Vorlesungen machen.

Ich fange mit dem zweiten Thema an und sage noch mal, dass ich die Seminarthemen, Texte sowie das spezifische Wissen für die Schulungen nicht im Vorfeld vorbereite; ich schreibe keine Lehrpläne und nutze bei meiner Vorbereitung keine Literaturquellen. Wir haben in vielen Themen über die Seele des Menschen, über das unendliche und offene Wissen gesprochen, das es in der Seele jedes Menschen gibt, gab und geben wird. Die Aufgabe des Menschen ist es, das Wissen in seiner Seele zu erkennen, indem er sich geistig entwickelt, und es für die Hilfe und Rettung aller Menschen anzuwenden. Weil es in der Seele des Menschen das Bild aller und eines jeden und in der Seele des Menschen die unendliche und ewige Entwicklung einer Persönlichkeit gibt. Auf der Grundlage dieses Wissens, das in der Seele des Menschen geöffnet wurde – unter anderem auch in meiner Seele, leite ich dieses Wissen weiter, indem ich es durch das Licht meiner Seele in dem Moment öffne, in dem ich es Menschen übermittele, obwohl das Erschließen dieses Wissens von der Einstellung und der Lebensposition des Menschen abhängt - wie er lebt und wie er sich entwickelt. Wenn ich auf diese Fragen in meinem Inneren geantwortet habe, habe ich den Entwicklungsweg gewählt, auf dem ich den Weg des Wissens erschaffen habe, des Wissens, das allen als das Wissen und die Technologie der Rettung des Menschen zugänglich ist. Diesen Weg erschaffe ich, um Gott zu begegnen und erschließe diesen durch Treffen mit Menschen und Hilfe für viele von ihnen. In meinen Büchern wie „Der Weg der Rettung ist eine Realität" – im ersten, zweiten, dritten Band - und ich halte dieses Buch für die Zeugenaussagen der Menschen – zeige ich die Treffen mit Menschen auf dem Weg, über den ich spreche. Ich freue mich darüber, dass ich dank dem Wissen dieser Bücher Menschen helfen konnte, jedem konkreten Menschen helfen konnte. Ich denke, dass wenn Menschen so einen Weg aufbauen, werden sie sich nicht nur geistig entwickeln und dadurch lernen, sich selbst sowie anderen Menschen helfen zu können – und es ist die wichtigste Aufgabe- sondern auch können werden, das Wissen anderen Menschen zu übergeben, was an sich die Priorität der Entwicklung jedes Menschen in der Welt darstellt.

© И.В. Арепьев, 2010

Wenn wir das Wissen über die Rettung der Menschen verbreiten, können wir endlich an die Lösung einer wichtigen Aufgabe in unserem Leben, in der Welt, in unserer Gesellschaft und im Staat näher rankommen – die Aufgabe der Entwicklung der geistigen Persönlichkeit des Menschen, der fähig ist, einen Dialog mit allen Menschen zu führen. Einen Dialog bezüglich der Idee der Glaubenvereinigung als eines zugänglichen und würdigen Weges aller Menschen in Richtung der Entwicklung des Wissens Gottes. Ohne das, was Gott jedem Menschen gibt, können wir keinen einzigen Schritt machen. Und den Schritt, den wir machen können, ist unakzeptabel, da es ein Schritt zurück ist, der Schritt weg von sich und ihrer Persönlichkeit, der Schritt weg von ihren allgemeinmenschlichen Aufgaben und vom Glauben an Gott. Unser Leben zeigt uns immer den Weg und die Lektionen, die wir lernen und wie wir weiter gehen sollen. Unser Glauben ist der Antrieb unserer Ideen auf unserem Lebensweg und unsere Zukunft und die der anderen Menschen hängt davon ab, was es in unserem Inneren gibt.

Die Themen der Vorlesung erschließen das vielfältige Bild des Menschen, und es ist nur ein kleiner Teil des großen Körpers, des Körpers, der uns selbst darstellt. Wir freuen uns auf den technischen Progress, auf unsere Entdeckungen und Leistungen, und es ist sehr gut. Es ist gut, dass wir angefangen haben, gut und würdig zu leben. Aber ich versichere Ihnen, unsere technischen Technologien sind weit von der Vollkommenheit, die andere frühere Zivilisationen auf der Erde erreicht haben, entfernt; als ob wir in der Steinzeit leben. Aber es ist noch nicht alles und ich erzähle kurz darüber; nein nicht kurz, ich habe genug Zeit; also ich werde ein einfaches, aber ich denke ein nachvollziehbares und anschauliches Beispiel aufführen.

In vielen Themen führe ich praktische und geprüfte Technologien des Wachstums des Gewebes auf; es gibt ein Ergebnis; das investierte Wissen arbeitet so, dass es das Gewebe regeneriert, aber die Sache ist anders: wie Menschen auf diese Arbeit, auf die erschlossenen und im Grunde zugänglichen Technologien reagieren. Viele wählen andere Wege und es ist das Recht jedes Menschen. Was verwirrt Menschen? Menschen verwirrt anscheinend das Prinzip: um das Gewebe regenerieren zu können, muss man selbst daran glauben, es wissen und handeln – erschaffen. Die Vorgehensweise an sich und das angewandte Prinzip - zum Beispiel bei der Regeneration des Gewebes - beweisen die göttliche Abstammung des Menschen und somit öffnen dem Menschen die Horizonte ewiger Entwicklung, der Entwicklung in seinem eigenen Körper und seinem Leben. Wovon halten wir uns fern – von unserem Glauben, vom offenen Wissen? Oder haben wir Angst vor dem Erschaffen, da wir an Schäden denken? Aber was für Schaden kann ein gläubiger Mensch zufügen, ein Mensch, der glaubt, weiß und durch seine

© И.В. Арепьев, 2010

Gedanken erschafft, durch den Gedanken, der aus der Seele kommt und einem anderen hilft? Diese Technologien können nur den Menschen schaden, die sich davor fürchten, etwas zu verlieren, zum Beispiel ihre Macht. Ich strebe nicht nach Macht, ich bin auf Macht und andere überflüssige Sachen überhaupt nicht scharf, wenn man das so sagen kann, ich brauche so was nicht.

Ich bin glücklich und Gott dafür dankbar, dass er mir – einem Menschen – sein Wissen gegeben hat. Was kann ich mir noch wünschen? Gott hat uns Wissen gegeben; öffnen Sie auch das Wissen den Menschen, indem Sie einen würdigen und zugänglichen Weg der Übermittlung des direkten Wissens der Rettung und Entwicklung des Menschen finden. Ich bin kein Gott, ich bin ein Mensch. Es gibt nur einen Gott, Gott ist einheitlich, also lassen Sie uns entscheiden, wohin wir alle als Menschen gehen, welches Wissen und welche Technologien wir verwenden und nutzen müssen. Ich habe das Beispiel mit dem Buch der Aussagen mit Absicht aufgeführt- das ist eine große und schwere Arbeit, große und schwere Arbeit für mich; ich habe das Beispiel aufgeführt um zu zeigen, dass es Ergebnisse gibt, gab und geben wird. Es kann sein, dass wir diese Ergebnisse nicht wahrnehmen, da wir mit unseren Problemen beschäftigt sind und dabei die Gelegenheit, verstehen und erschaffen zu lernen versäumen; es kann sein, dass wir den Weg des Unwissens wählen und dabei uns selbst Vorwürfe machen. Sie sollen nicht denken, dass ich für etwas werbe, ich werbe nie, da ich im Voraus weiß, dass eine gute Sache bis zur Unerkenntlichkeit entstellt werden kann. Ich spreche über die Technologie, dank deren wir unser Gedächtnis wiederherstellen und uns daran erinnern können, dass wir erschaffen können. Und wir können es mit Sicherheit tun, es ist so. Ich spreche über das Verstehen von Ihnen Ihrer Aufgaben, die die Idee aller Menschen, lange und glücklich zu leben, widerspiegeln.

Ich habe absichtlich mit der zweiten Frage angefangen, um zu der ersten Frage zu gleiten und Ihnen darüber zu erzählen, dass ich die Zeit und das Datum nach der gehaltenen Vorlesung belege, genauer gesagt, stelle. Das mache ich, um auf dem gemeinsamen Weg der Entwicklung aller Menschen den Weg zu beleuchten, auf dem sich das Wissen des Lichtes öffnet, das jedem von uns Gott gegeben hat. Somit stellt das Datum des Tages, des Monats, des Jahres einen Anhaltspunkt der Modifizierung der negativen Prozesse in der Welt und im Leben der Menschen dar. Mit anderen Worten, übermittle ich Ihnen direkt in diesem Moment das Wissen der Rettungstechnologie, ohne jegliche Vorbereitung, direkt aus meiner Seele, dabei spiegele ich im Außenraum ein sehr helles Licht wider. Die Seele ist das Licht und die Welt, das heißt, ich habe bereits vor unserer ersten Vorlesung die Struktur erschaffen, die negative Prozesse modifiziert, indem sie

© И.В. Арепьев, 2010

diese in der Welt und im Leben des Menschen abbaut und das Positive widerspiegelt, das Sie und ich auf unserem Weg des Lebensaufbaus spüren. Auf diese Weise spiegelt der Mensch die Aufgabe Gottes wider. Verstehen Sie mich bitte nicht falsch, ohne Ihre persönlichen Leistungen zu vermehren und zu vergrößern, nehmen Sie meine Worte ruhig auf; erschaffen Sie Ihr harmonisches Leben und das anderer Menschen und spiegeln Sie es wider, investieren Sie die Elemente des Lichtes und Ihren Stolz auf gute Taten der Menschen in die Entwicklung des Lebens. Deswegen ist für mich das heutige Datum – der 15. Februar 2008 – von großer Bedeutung, da ich mir heute ganz sicher bin, dass die Welt sich zum Besten ändert. Unsere Vorlesungen werden immer mehr neue Themen öffnen, somit werden sie das Leben eines jeden öffnen; und meine Seele und mein Körper werden entlastet. Die Belastung wird nicht verschwinden aber sie geht in eine stabile Lichtstruktur, durch die der Mensch den Raum, die Zeit, die Information und Realität steuert, über. Wenn man im Raum eine reale Steuerungsstruktur erschaffen hat, kann und muss man allen Menschen helfen, die Aufgaben der Sicherheit und der Entwicklung des Lebens zu erfüllen. Ich habe über die Struktur des Erschaffens des Lichtes im Lebensraum des Menschen nicht dafür erzählt, um meinen persönlichen Standpunkt zu erläutern – obwohl es offensichtlich auch notwendig ist, sondern dafür, dass Sie Ihre Aufmerksamkeit auf die Ereignisse und Anliegen, die Sie vorgenommen haben, lenken. Wir sprechen darüber, dass die Rettungstechnologien an sich niemandem schaden oder niemanden hindern können, sie können zu nichts und niemandem im Widerspruch stehen oder gesetzwidrig sein. Die Rettungstechnologien entwickeln das Leben des Menschen und aus diesem Grund sind sie schöpferisch, da ihr Wesen das Wesen der Schöpfung des Lebens des Menschen und der Welt ist. Die Rettungstechnologien sprechen für sich selbst, sie sind das offene Wissen Gottes über die Hilfe für alle Menschen.

Die Rettungstechnologien sind der Glauben der Menschen, der den Menschen durch die Ergebnisse ihrer Heilung und den Aufbau der harmonischen Ereignisse geschenkt wurde.

Die Rettungstechnologien sind unter anderem auch das Buch, das Sie gerade in Ihren Händen halten.

Die Rettungstechnologien sind der Weg des Menschen in der Welt und mit Frieden in der Seele. In diesem Sinne beende ich heute die Vorlesung.

Danke.   15.02.08

© И.В. Арепьев, 2010

Spezifische Technologien der Schulung der Zuhörer. Das Bild des Menschen, der Lebensraum. | Thema 221

In diesem Thema werden wir über den Lebensraum des Menschen sprechen und versuchen zu verstehen, woraus dieser Raum besteht und was es in diesem Raum gibt. Wie Sie wissen, gibt es im Raum rings um den Menschen herum und in seinem Inneren das, was der Mensch besitzt und was er jeden Tag erschafft. Auf den ersten Blick kann es einem so vorkommen, dass es um den Menschen herum nur Chaos gibt. In Wirklichkeit hat alles seine Bezeichnung und seine Bestimmung.

Die Welt ist die Welt, in der der Mensch lebt; das Leben ist das Leben, das der Mensch selbst ist; der Mensch ist derjenige, der das Leben entwickelt; der Weg ist der Weg und der Mensch erschafft diesen Weg durch seine Gedanken; Ereignisse sind die Ereignisse, die der Mensch im Rahmen der Aufgabe, die er sich selbst gestellt hat, widerspiegelt. Menschliche Beziehungen sind die Beziehungen, in denen der Mensch den Frieden im Bezug auf andere Menschen widerspiegelt – in der Hoffnung, dass andere Menschen ihn verstehen und die Welt durch ihr warmes und freundliches Verhalten widerspiegeln. Es ergibt sich somit, dass der Mensch durch seine Gedanken in seinem Leben erreichen kann und wirklich erreicht, dass das Leben ihn entwickelt oder zum Halten bringt, und in vielen Fällen einfach radikal verändert. Da wir alle Menschen sind, geben die zwischenmenschlichen Beziehungen das in der Welt von einem Menschen Erschaffene durch die gemeinsamen Beziehungen allen Menschen rüber.

Wenn der Mensch das Gute erschafft, verbreitet es sich auf alle und für alle. Wenn der Mensch das Negative erschafft, kann jeder, dem es bewusst ist, etwas dagegen unternehmen, dabei kann er seine persönlichen Methoden und Fähigkeiten anwenden. Andere machen das, was sie können. Ausgerechnet der Fakt, dass Menschen eine Deformation erschaffen, spielt eine wichtige und bestimmende Rolle in den Ereignissen vieler Menschen. Der Mensch kann seine Ereignisse und die anderer Menschen erschaffen und modellieren. Wenn der Mensch gedanklich auf die Erfüllung seiner Aufgaben konzentriert ist, wird früher oder später das geschehen, worüber er denkt. Dadurch wird so eine Realität gebildet, die der vorhin vom Menschen erschaffenen Information und den widergespiegelten Ereignissen entspricht.

In den Lebensraum des Menschen tritt alles, was der Mensch erschafft, ein. Und der Mensch selbst ist sowohl seine Quelle als auch der Verbraucher auf dem Weg der Realisierung seiner Aufgaben durch die Widerspiegelung der realen physischen Handlun-

© И.В. Арепьев, 2010

gen. Im Bezug auf das Thema der Gesundheit des Menschen muss man sagen, dass die Gesundheit selbst einen Platz haben muss; und die Gesundheit des Menschen, wie Sie wissen, befindet sich in dem physischen Körper. Und weil der Körper der Träger der Gesundheit des Menschen ist – so nennen wir ihn – muss er ebenso einen Platz haben, und sein Platz ist im Lebensraum aller Menschen. Wie es uns bekannt geworden ist, ist im Lebensraum verschiedene Information entstanden, die Menschen betrachten und über die sie sprechen, sie machen offene Prognosen für andere Menschen, ich würde sagen, für einen großen Menschenkreis - hauptsächlich dieses Staates. Also Menschen propagieren - manche offensichtlich aus Unwissen, manche absichtlich – die Information über Tod und Zerstörung. Sie verwenden verschiedene und manchmal schöne getarnte Worte und Sätze, sie setzen sich für ihre Ideen und Aufgaben ein und sprechen darüber begeistert und gewandt. Aber das Wesen bleibt dasselbe: Zerstörung bleibt Zerstörung, egal wie man es verschönern möchte. Also diese Information spiegelt sich im Raum rings um den Menschen herum - wie auch andere Informationen - wider und klebt sich an seinen Körper mit dem bestimmten Ziel: in den Körper einzutreten und in das Innere einzudringen. Wenn der Mensch selbst eine negative Information widerspiegelt, erleichtert er somit für diese Information den Eintritt in sein Inneres. Wenn der Mensch nicht geschützt ist oder nicht weiß, wie er sich schützen soll, wird das Äußere, das sehr aggressiv ist, auf jede Art und Weise versuchen, den Menschen zu lockern, um ihn dazu zu bringen, einen Fehler zu machen. Dann kann sich das Negative oder die Krankheit an die innere Gesundheit kleben und somit bestimmte und fast immer keine guten Korrekturen anbringen. Um es nicht zu zulassen, muss der Mensch in seinem Inneren das Gute erschaffen und widerspiegeln und dadurch seine Gesundheit stärken. Genauso muss der Mensch die Gesundheit um sich herum durch seine guten Gedanken und Handlungen erschaffen, zunächst aber muss man den Lebensraum von Statik und Krankheiten da, wo es nötigt ist, aufräumen. Ebenso muss man das Gute für alle Menschen widerspiegeln und somit den Lebensraum des Menschen – seinen Raum - durch die Widerspiegelung des Lichtes seiner Seele erweitern. Dabei soll er Menschen das Gute bringen und auf dessen Grundlage verständliche und harmonische Beziehungen bauen.

Der Lebensraum jedes Menschen reagiert auf das vom Menschen Erschaffene, deswegen scheuen Sie sich nicht, Ihre Liebe zu Ihrem Nächsten zu zeigen; scheuen Sie sich nicht, sich um die Sicherheit der Welt und um den Aufbau des harmonischen Entwicklungsweges zu kümmern. Um eine Krankheit aus dem Körper des Menschen austreiben zu können, muss man den Grund der Krankheit kennen. Und der Grund versteckt

© И.В. Арепьев, 2010

sich meistens hinter dem Benehmen, den Handlungen und der Reaktion des Menschen selbst auf die Umwelt. Der Mensch hat es verstanden – indem er in seinem Leben viel Negatives erschaffen hat - und hat sich entschieden, dies von sich weg zu treiben, indem er das, was sein Leben beeinträchtigt und zerstört, in den Raum zurückstellt. Aber das Erschaffene will aus seinem Raum nicht weggehen - bis zu dem Zeitpunkt, wenn der Mensch das Negative ins Positive transformiert. Dabei muss der Mensch verstehen, dass dies keinen Einfluss auf ihn oder andere Menschen haben wird.

Die Transformation ist das Verstehen, der Mensch versteht dann, wenn er selbst handelt und erschafft. Somit stellt die Krankheit eine widergespiegelte Lehre, die der Mensch selbst oder andere Menschen sich zu Eigen machen sollen, dar. Aber das schaffen leider nicht alle. Deswegen fordere ich Sie auf, solche harmonische Strukturen im Leben und in der Welt zu erschaffen, die für jeden Menschen zur Norm werden.

Die Norm selbst sieht keine Deformationen und Zerstörungen um den Menschen herum vor. Die vom Menschen selbst für seinen Körper festgesetzte Norm stellt die Widerspiegelung des Inneren dar, des Inneren, das das Äußere rings um alle herum ist, das der Frieden im Inneren aller und eines jeden ist. *Die Norm* wird die *Welt des Menschen* widerspiegeln, in der der *Raum der Entwicklung des Lebens aller Menschen* immer deutlich und klar widergespiegelt ist. Deswegen wenn Sie versuchen, etwas Negatives widerzuspiegeln, denken Sie an sich selbst und an die Menschen um sie herum – es gibt nie das Unheil von einem Menschen, das Unheil ist das Problem aller und es reflektiert sich auf alle; es gibt kein fremdes Unheil, es gibt Verstehen oder Nichtverstehen eines Menschen; es kann nicht sein, dass der Mensch etwas nicht weiß, er weiß es nicht, wenn es ihm nicht vom Nutzen ist, wenn doch - weiß jeder alles.

Der Lebensraum entwickelt sich dort, wo sich der Mensch entwickelt, und dies geschieht unter der Bedingung, dass der Mensch sich für das Leben interessiert. Interessieren Sie sich für die Grundlagen des Lebens auf der Erde und in der Welt und es wird Ihnen nicht nur gefallen zu leben sondern Sie werden es wollen, das Leben harmonisch zu entwickeln.

Erschaffen Sie nichts Überflüssiges in Ihrem Raum, stopfen sie ihn nicht mit Müll voll, seien Sie auf niemanden böse und Sie werden den Weg des Menschen finden und Ihr Leben damit, was dazu nicht gehört und nie gehört hat, nicht belasten.

Denken Sie an die Grundlage – das Leben ist der Mensch, der Mensch ist das Leben – und entwickeln Sie diese, dabei bleiben Sie ungerührt von verschiedenen Versuchungen, die es gibt und die von anderen Menschen erschaffen werden.

© И.В. Арепьев, 2010

Von Ihrem Standpunkt – richtig und ruhig zu leben, ohne das Leben durch diskrete und statische Elemente der Zerstörung zu belasten – hängt nicht nur die Stabilität der Welt ab – und das ist das Wichtigste – sondern auch ihre weitere Entwicklung, in der Sie mit dem Recht, das Sie von Gott geschenkt bekommen haben, Ihren eigenen Lebensraum besitzen.

Wenn Sie das Leben kennen, kennen Sie sich selbst als einen Menschen, Sie können alle Menschen verstehen; wenn Sie alle Menschen verstehen, werden Sie das Leben entwickeln, indem Sie auf eine richtige und würdige Weise jedem Menschen Hilfe leisten.

Der Lebensraum reagiert immer auf die Worte des Menschen, die aus seiner Seele kommen – Gott, Frieden, Mensch, Rettung, Hilfe; alle diese Wörter, die in der Seele erschaffen worden sind, stellen die Norm des Lebens dar, die Sie selbst darstellt.

Danke.   15.02.08

KAPITEL XXV

Spezifische Technologien der Schulung der Zuhörer. Das Bild des Menschen, die Zelle des physischen Körpers. | Thema 222

In diesem Thema möchte ich noch Mal über die Zelle im Körper des Menschen und ihre Struktur sprechen. Wenn Sie mich fragen, warum ich ständig das Thema über die Zelle des Menschen anspreche, bekommen Sie eine genaue Antwort: weil Sie bereit sind, dieses Thema aufzunehmen, weil Sie bereit sind, dem Thema zu zuhören und es zu verstehen, Sie sind bereit, weiter dem Wissen zu folgen, das Menschen rettet.

Wir haben vorher viel über eine Zelle gesprochen, wir haben deren Struktur aus verschiedenen Sichtweisen betrachtet, indem wir erforscht haben, wie der Raum und die Zeit erschaffen werden, wie die Zelle in ihrem Inneren darauf reagiert, wie sie auf den Außenraum reagiert und was dabei in der Zelle im Bezug auf die Verbindung mit dem Körper geschieht, im Bezug auf die Verbindungen zwischen den Zellen, zwischen einer Zelle und den Organen, einer Zelle und den Außenereignissen des Menschen und den anderer Menschen. Wir sprechen darüber, dass wenn man lernen kann, eine Zelle im Körper des Menschen zu regenerieren, kann man auch analog dazu jedes beliebige Gewebe, Organ und den ganzen Körper regenerieren. Wir haben darüber gesprochen, dass es die Technologie der Zukunft ist, die bereits jetzt realisiert wird und vielen Menschen ihre positiven, Hilfe leistenden, rettenden Ergebnisse bringt. Dadurch öffnet sie allen Menschen den Rettungsweg, sie öffnet den Weg der Rettung und Genesung durch die Erkennung und das Verstehen des Wissens der Seele. Des Wissens, das den Menschen als einen Menschen entwickelt, des Wissens, in dem der Mensch das Leben und seine Gesundheit erschafft, des Wissens, durch das der Mensch alle Menschen sieht und zugängliche Technologien der Schulung und Rettung der Persönlichkeit öffnet.

Wenn man versteht, wie eine Zelle des Menschen aufgebaut ist, kann man dadurch gewünschte Ergebnisse in der Regenerierung des ganzen Körpers erreichen. Ich möchte es detaillierter beschreiben: stellen Sie sich einen komplizierten Organismus vor, zum Beispiel Ihren Körper. Um Ihren Körper zu regenerieren, brauchen Sie das Sehvermögen, Sie müssen nicht nur im Inneren des Menschen sehen und diagnostizieren können, sondern den physischen Körper bis zu der Norm wiederaufbauen können. Wie wir aus den vorherigen Themen wissen, werden der Organismus des Menschen, sein Körper und seine Gesundheit von der Um- und Innenwelt beeinflusst, die durch die Wahl des Menschen bekräftigt ist. Um einen anderen Menschen heilen zu können, muss man in seinem Inneren oder in seinem Raum eine mächtige Energiequelle haben, durch die und mit deren Hilfe man den Körper des Menschen regenerieren wird. Für den Anfang aber stellen Sie sich vor, dass soviel Energie gebraucht wird, dass es sie für das genaue innere Sehen, die genaue Diagnostik und deren Nachbearbeitung, das Sehen innerer Verbindungen und die Transformation der Krankheiten reicht. In den meisten Fällen nehme ich in meine Arbeit die Elemente der Diagnostik und Regenerierung des Körpers des Menschen auf, in denen ich nur eine einzige Zelle des Körpers des Menschen betrachte, in der der ganze Körper und das gegebene Problem, wenn es das gibt, widergespiegelt sind. Und in dieser einzigen Zelle transformiere ich die Krankheit und scheide diese aus dem Körper aus. Es gibt immer genug Energie in meinem Inneren, um den Menschen auf einer beliebigen Entfernung zu begleiten und dabei ihn zu diagnostizieren und die Krankheit zu transformieren. Bei dieser Arbeitsweise kann man den ganzen Körper des Menschen sehen, da die physische Zelle alle informativen Lichtverbindungen hat und durch sie den Zugang zu jeder Zelle und in allen Räumen erschließt.

Um die Regenerierung des Körpers des Menschen durchführen zu können, projiziere ich den ganzen Informativteil des Körpers des Menschen auf eine Zelle, in der es zwei Bilder gibt: das erste ist das Bild der Zelle und das zweite – des ganzen Körpers; die erste Zeit – der Zelle, die zweite – des ganzen Körpers; der erste – der innere Raum – der Raum der Zelle des Menschen, der zweite – der Außenraum – der Raum des ganzen Körpers. Der Außenraum der Zelle hat zwei Räume: der erste – der Zelle selbst, der zweite – oben drauf – der Raum des ganzen Körpers, der über der Zellenfläche liegt. Um das Potenzial der Zelle auszugleichen, führe ich den inneren Raum der Zelle bei der Widerspiegelung ein, der Zelle, die den Raum aller Zellen in dem Bereich organisiert. Somit erreiche ich so einen Effekt, dass die in einer Zelle erschaffene Energie der dem ganzen Körper des Menschen plus der einer Zelle gleicht. Sobald ich die Parameter verschiedener Zeiten im Raum einer Zelle gedanklich zu einer Einheit verbinde – die Zeiten sind verschieden und ändern ihre Parameter nicht - beginnt der Prozess der intensiven Arbeit der Zelle, die große Ressourcen der Energie des Körpers des Menschen und der Räume in Anspruch nimmt. Auf diese Weise bekomme ich - wenn ich so sagen kann – ein Perpetuum Mobile, da man diese Prozesse ohne Fachwissen nicht starten oder stoppen kann, genauso kann man diese nicht beeinflussen. Dadurch erreicht man ein gutes Ergebnis: wenn es im Körper des Menschen einen Tumor gibt, wird man ihn los; wenn es notwendig ist, das Gewebe zu regenerieren, wächst es; wenn es nötig ist, die äußeren Ereignisse zu ändern, ändern sich diese in eine positive Richtung. Der ganze Körper und die Zellen des Menschen fangen an, sich ständig zu erneuern. Die

© И.В. Арепьев, 2010

mächtige Körperenergie regeneriert eine Zelle, die regenerierende Zelle baut optisch den ganzen Körper wieder auf. Dieser Effekt erlaubt nicht nur ins Innere des Menschen zu sehen und eine Diagnose zu stellen, sondern den Körper des Menschen zu regenerieren, sodass im Körper die Impuls-Norm-Natur erschaffen und erneuert wird. Diese bringt den Körper und die Gedanken, die Ereignisse und den Weg, die Handlungen und die Richtung zur Norm wieder. Somit öffnet das erreichte Ergebnis durch sein Ziel eine neue Richtung im Impulssystem des Menschen, das den Körper des Menschen wieder zur Norm bringt und dadurch den Weg für die ursprüngliche Diagnostik und für die Regenerierung der vom Menschen selbst versteckten diagnostisch-instrumentalen Heilungs- und Blutprobeabnahmemethoden öffnet, die den realen Zustand zeigen.

Die ursprünglichen Steuerungsstufen in unserem Körper sind die inneren Impulse. Wenn wir wissen, wie wir diese wiederherstellen können, können wir sicher den Körper des Menschen diagnostizieren und heilen. Wenn wir über geistige Praktiken sprechen, verstehen wir darunter den geistigen Impuls der Regenerierung der Gesundheit und der Ereignisse des Menschen. Also es ergibt sich, dass wir alle über einen inneren Impuls als ein Steuerungssystem unseres Körpers sprechen. Wenn wir eine Zelle des Körpers des Menschen diagnostizieren und regenerieren und dabei spezifische Schulungstechnologien anwenden, öffnen wir die erste Stufe zur Erkennung des Sinnes der Heilung und erkennen die Impulsnatur des Körpers, die sich auf den ganzen Körper und die aufbauende Seele des Menschen verbreitet. Wenn wir die erschaffenen Impulse der Seele sehen und erschaffen können, können wir nicht nur den Körper nach einigen Krankheiten regenerieren, sondern diesen vollkommen erschaffen, indem wir die geistige Impulsstruktur des Körpers auf den Lebensraum des Menschen projizieren.

Wenn Sie den Sinn des Gesagten erkennen möchten, müssen Sie sich immer auf die Richtung des Lebens, die Sie erschaffen, konzentrieren, ohne sich zu verzetteln und sich von der Meinung anderer Menschen nicht ablenken lassen. Wenn Sie das Wissen Ihrer Seele öffnen, öffnen Sie das Licht des Wissens und der Rettung jedes Menschen. Wenn Sie über Ihre richtige Meinung sprechen - zum Beispiel dass es notwendig ist, Menschen zu retten - lassen Sie das Licht der Seele und somit das genaue offene Wissen in Ihrer Seele zurück und tragen Sie nur Ihre Meinung auf die Fläche. Deswegen bin ich immer für das Wissen der Seele, da es viele Meinungen geben kann und sie alle verschieden sind; aber es gibt nur eine Rettung und sie ist die einzige für alle und einen jeden. Wenn Sie das Wissen der Seele erschließen, erkennen Sie nicht nur den Sinn des Lebens und der Welt des Menschen, sondern nehmen an diesen auch teil. Wenn Sie über verschiedene Meinungen im Rettungssystem sprechen, fördern Sie somit das

Splitten der Meinungen und entfernen sich dadurch von der Rettung und Hilfe des Menschen sowie von dem Erlernen des Wissens. Somit bringen Sie anderen Menschen weg vom Sinn der Entwicklung des harmonischen Lebens. Ich spreche aus einem einfachen Grund darüber: derjenige, der das Wissen besitzt, immer rettet und hilft; derjenige, der kein Wissen besitzt, redet bloß immer darüber – er sammelt Hallen voller Menschen und diskutiert darüber, ob man retten soll oder nicht, als ob es nicht um einen Menschen ginge oder sie größer und wertvoller als ein Mensch seien. Aus diesem Grund gebe ich Ihnen einen einfachen Rat: erkennen Sie ruhig und ordnungsgemäß das offene Wissen der Menschen. Das Wissen, dank dessen Sie sich selbst sowie anderen Menschen helfen können; dank dessen Sie wissen werden, was und wie Sie im Leben erschaffen und in welche Richtung Sie gehen sollen; dank dessen wäre es für Sie interessant zu leben und sich als eine harmonische Persönlichkeit zu entwickeln.
Danke.
Im Anschluss möchte ich noch Mal die Beschreibung des Mechanismus der Handlung in einer Zelle aufführen, der die Einheitlichkeit des Körpers des Menschen sowie seine Ereignisse stabilisiert und wiederherstellt.
Im Inneren der Zelle gibt es zwei Räume: oben – der Raum mit den Elementen der Zeitsteuerung, unten – mit den Elementen der Energiesteuerung. Rings um die Zelle herum gibt es zwei Räume: oben – die Energie des ganzen Körpers, unten – der Raum mit den Zellenelementen. Im Inneren der Zelle gibt es einen Raum mit den Elementen der Zeit des Körpers. Die in eine Einheit verbundenen Räume stellen ein bestimmtes spezifisches Regenerierungssystem dar, in dem sich die geistigen Impulse der Regenerierung bilden. *Ein geistiger Impuls ist ein ewiger Impuls der Seele des Menschen.* Wenn Sie in dem Menschen das Ewige öffnen, können Sie das gewünschte Ergebnis sowohl im Körper des Menschen als auch in der Umwelt und in den Ereignissen erreichen. Dabei werden Sie wissen und sehen können, dass im Inneren der Zelle und rings um sie herum alle Räume sowie deren Elemente ständig mit einander kommunizieren. In der Zelle selbst gibt es einen Raum der Zeit des ganzen Körpers mit dem Raum der Zellenenergie. Rings um die Zelle herum gibt es einen Raum der Energie des ganzen Körpers mit dem Raum der Zeit einer Zelle. Es gibt auch andere Kombinationen, die den Schlüssel zum geistigen Impuls des Menschen, zum ewigen Leben und zur Regenerierung darstellen.
Die äußere Energie ist mit der inneren Zeit verbunden; die innere Zeit ist mit der äußeren Energie verbunden; die Energie des Körpers – mit der Zeit der Zelle; die Energie der Zelle – mit der Zeit des Körpers. Solche Verbindungen entsprechen genau der

Schöpfung und dem Aufbau der ganzen Welt durch Gott. Somit öffnet sich das System des Menschen dem ewigen System der Welt. Die Energie des Menschen und die Zeit öffnen sich der Welt, die Energie der Welt und die Zeit öffnen sich dem Menschen. Wenn man über das ewige Leben des Menschen und über seine Unsterblichkeit spricht, kann und muss man, den erforderlichen Weg erschaffen, den der Mensch bereits jetzt lange gehen und dabei das Leben entwickeln kann - ohne sein Alter sowie das anderer Menschen zu beachten.

Derjenige, der die geistigen Impulse öffnet und diese verstehen kann, öffnet seine Seele der Welt Gottes, der Welt eines jeden und es ist wiederum der Weg aller und eines jeden, der Weg der Handlungen Gottes ist stimmig.

Danke. 21.02.08

Spezifische Technologien der Schulung der Zuhörer. Das Bild des Menschen. Der Weg eines jeden. | Thema 213

In diesem Thema möchte ich in erster Linie über das Bild des Menschen sprechen, wenn die Seele des Menschen ein Heim für alle und einen jeden darstellt. Da der Name des Buches, das diese Themen verbindet, „Das Heim des Menschen" ist, soll es im Buch um das Wissen der Seele gehen und das tut es auch, der Seele, in der es das Bild des Menschen gibt, das durch sich und in sich das Wissen Gottes öffnet – durch das Leben des Menschen. Somit *ist das Bild des Menschen in der Seele eines jeden das Wissen Gottes über den Menschen.* Und derjenige, der in sich das ewige Bild durch das helle geistige Wissen öffnet, öffnet in Wirklichkeit den Weg zu Gott – durch das Wissen Gottes über den Menschen und mithilfe dieses Wissens. Deswegen öffnet das heutige Thema den ewigen Weg der Entwicklung des Menschen nach dem Wissen Gottes in Richtung Gott.

Früher haben wir viel über den Weg des Menschen gesprochen. Das gebräuchliche System des Denkens, der Ausbildung und des Aufbaus des Weges der Menschen wird als Endsystem aufgebaut. Und alle Versuche, die den Menschen zum ewigen Leben führen können, werden in verschiedenen Phasen abgebrochen – egal ob es eine stattliche oder religiöse Macht ist. Man braucht nicht weit zu denken, man muss die aktuellen und zu verabschiedenden Gesetze in verschiedenen Staaten verstehen können, die im Grunde genommen ein einziges Ziel setzen – die Bereicherung als ein Mittel des normalen, würdigen und freien Lebens eines jeden. Menschen akzeptieren von Jahr zu Jahr alles, was vor Ihnen bereits da war – mit einigen Änderungen; sie drücken zunächst alles ein und dann mal schnell, mal nach und nach lassen sie los. Das Motto ist für alle gleich: ein würdiges Leben überall und für alle! In Wirklichkeit sieht es in der Welt nicht ganz so aus, ein würdiges Leben in dieser Welt hat derjenige, der innerlich frei ist. Dort, wo Menschen frei und geistig entwickelt sind, läuft alles nach bestimmten Regeln – das ist ein Leben; wo Menschen übersättigt sind – das ist ein anderes Leben. Aber es handelt nicht davon sondern ich möchte an der Stelle die Begrenzung der Handlungen des Menschen selbst unterstreichen – im Rahmen der von ihm akzeptierten Systeme der Lebensentwicklung.

Im vorherigen Thema habe ich über die neue Energie, Zeit, Information und die geistigen Impulse der Seele und des Körpers des Menschen gesprochen. Die Verbindung der Zeit im Inneren der Zelle mit der Energie des ganzen Körpers im Raum innerhalb

© И.В. Арепьев, 2010

einer Zelle resultiert in die Organisation des geistigen Impulses der Regenerierung einer physischen Zelle und des ganzen Körpers. Derselbe Impuls bildet die positiven Ereignisse und spiegelt diese in der Umwelt wider. Die Verbindung der Energie des ganzen Körpers des Menschen auf dieser Grundlage geht aus einer Zelle heraus und spiegelt den geistigen Impuls in der Seele des Menschen mit der Unendlichkeit der ganzen Welt wider, die das geistige Wissen öffnet. Dieses Wissen führt zu dem Sehen der ganzen Welt, in der der Mensch anfängt, seine Aufgabe – den gemeinsamen Weg aller Menschen zu Gott aufzubauen - zu entwickeln mit dem Ziel, das ewige Wissen über das ewige Leben zu öffnen.

Der geistige Impuls, der auf diese Weise erschaffen wurde, ist fähig, die Welt und den sich in dieser Welt befindenden Raum zu scannen – bis zum physischen Körper Gottes. Die Verbindung des geistigen Impulses der Seele und des Geistes im Rahmen der Widerspiegelung des materiellen physischen Körpers öffnet dem Menschen den Bereich seines Lebens sowie des anderer Menschen, in den der Mensch eintreten kann indem er seinen Körper auf eine bestimmte innere Vibration umstellt, in dem er immer gesund bleiben und seinen Körper ewig entwickeln kann. Und noch mehr…. Obwohl was könnte es noch sein außer das, worüber ich bereits gesprochen habe? Wenn man die Fähigkeit zum Hellsehen mit der Erweiterung, Menschen zu helfen, entwickeln möchte, soll man eine wirklich einfache Handlung vornehmen. Die Verbindung der inneren Energie der Zelle mit der äußeren Zeit des ganzen Körpers im inneren und Außenraum der Zelle selbst spiegelt den informativ-geistigen Impuls der Regenerierung sowohl der Zelle als auch des Körpers wider. Mit anderen Worten, indem wir diese Technologie der Regenerierung des Körpers des Menschen erschaffen und widerspiegeln, spiegeln wir den Geist des Menschen in der physischen Materie auf der Ebene des Sehens wider. In die Sphäre des Geistes können wir die erforderliche Aufgabe hineinlegen und dadurch den Geist widerspiegeln, den Geist, der den Körper regeneriert. In der Sphäre des Geistes spiegelt sich die Norm des Körpers des Menschen wider, in die ich jetzt die zusätzliche Information über das klare genaue und sich bei mir ewig entwickelnde Sehen hineinlege. Und wie Sie wissen ist der Geist die Handlung der Seele. Wenn ich in meinem Körper die Aufgaben des Geistes widerspiegele, spiegele ich somit das Wissen meiner Seele wider. Und wenn es eine Aufgabe gibt, das klare und räumliche Sehen im gesunden genormten Körper aufzubauen, spiegelt die Seele unbedingt das erforderliche Wissen im Körper, im Bewusstsein und auf dem Weg des Menschen wider. Wofür brauche ich das? Ich habe bereits geantwortet: für die Hilfe für Menschen, was wiederum mit der Seele, mit der inneren Aufgabe und mit dem geistigen Impuls im Rahmen des Aufbaus des Weges zu Gott im Einklang steht.

Die Übereinstimmung der inneren seelischen, geistigen und physischen Impulse gibt dem Bewusstsein des Menschen die *Möglichkeit, den richtigen und harmonischen Weg im Leben und in der Welt aufzubauen* und dabei das Wissen der Seele auf den ganzen Raum zu projizieren, in dem die Widerspiegelung des physischen Körpers des Menschen stattfindet. Der genormte Außenraum projiziert die Realität und die Ereignisse des Menschen auf seinen Körper als eine Norm und somit erschafft er für alle und einen jeden keinen komplizierten Entwicklungsweg, auf dem es Elemente und Systeme der Zerstörung der Welt, der Realität, des Körpers und der Persönlichkeit geben kann.

Mann muss den Impulsweg geistig erschaffen, den Weg, auf dem das Wissen der Seele des Menschen die Priorität der Entwicklung darstellt, das Wissen, in dem das System der zwischenmenschlichen Beziehungen offen und für alle zugänglich ist; Menschen, die auf den Stufen der einheitlichen Welt stehen, in der die Entwicklung des ewigen Lebens die direkte Entwicklung des physischen Körpers des Menschen beinhaltet – nur auf dieser Grundlage können die Realität der Welt und die Realität des Menschen verbunden werden, um einen einheitlichen Weg des Erschaffens und der Widerspiegelung des Weges zum einheitlichen Gott auszumachen. Der Impuls der Seele des Menschen wird so groß, dass er die Persönlichkeit des Menschen entwickelt, die in ihrem Inneren das Wissen Gottes erschließt, um alle Menschen zu retten und allen zu helfen, dabei die ist es wichtigste Aufgabe, seine eigene Persönlichkeit sowie die einheitliche Welt schöpferisch zu entwickeln. Die Verbindung der ewigen Welt mit dem ewigen Menschen öffnet das Licht in der Seele eines jeden, der den Weg geht, der wiederum für die Widerspiegelung des realen Wissens des einheitlichen Gottes für alle und eines jeden erforderlich ist.

Der Weg des Menschen, der zum Wissen Gottes führt, öffnet im Menschen selbst sein Heim – die Seele des Menschen. Indem der Mensch seine Seele als sein Heim der Welt öffnet, öffnet der Mensch das Wissen, das allen Menschen im Rahmen ihres Verstehens und Sehens Gottes zugänglich sein wird.

Der Weg des Menschen zu Gott liegt in seiner Seele als das offene Wissen, das seelisch-geistige Impulse der Entwicklung des Menschen und der Realität der Welt beinhaltet. Jeder, der sich in seinem Leben die Aufgabe des Aufbaus des Weges, der zu Gott führt, stellt, öffnet seine Seele dem Wissen, das die ganze Welt dem Menschen näher bringt. Derjenige, der sich zum Verstehen der Welt und des Lebens der Menschen näher gebracht hat, kann den Weg sehen, über den ich gerade spreche.

© И.В. Арепьев, 2010

Spezifische Technologien der Schulung der Zuhörer. Das Bild des Menschen, Koordinaten des physischen Körpers und der Zellen

Thema 224

In diesem Thema geht es um das Koordinatensystem der physischen Zelle und des menschlichen Organismus, die durch die Seele des Menschen erschaffen wurden. In den vorangehenden Themen haben wir über das Impulssystem der Wiederherstellung des menschlichen Körpers gesprochen und über die ewige Entwicklung und die Wahrnehmung des Menschen von der Realität der Welt und des Lebens der Menschen. Ich erinnere noch mal, dass um die räumlichen Koordinaten zu erhalten, die durch die menschliche Seele erschaffen wurden, man das Bildnis und die Information darin zeigt. Alle Themen des vorhergehenden Kapitels haben uns durch Energie und Zeit der Zelle des menschlichen Körpers zur Manifestation und Vision der gegebenen Information geführt, die in der Zelle und im Körper des Menschen enthalten ist. Zuerst ist es wichtig, das Wesen des Geschehens zu erfassen, die wie folgt aussieht.

Schauen wir uns noch mal die Zelle an, ihre Erneuerung, ihre Wiederherstellung, Verjüngung und Schöpfung. Innerhalb des Zellenraums schauen wir uns die Zeit des ganzen Organismus an – eine Koordinate, die innere Energie der Zelle – die andere Koordinate, die Energie im Außenraum der Zelle, die die Energie des ganzen Körpers repräsentiert, - die dritte Koordinate und Zeit im äußeren Raum der Zelle, die im Beziehung steht zur inneren Zeit der Zelle, - die vierte Koordinate. Jetzt haben wir einheitliche Koordinaten einer Zelle des menschlichen Körpers – Zeit und Energie – und des gesamten Organismus, in dem viele von den Zellen inbegriffen sind, die Zeit und Energie des Organismus haben, und das sind noch zwei Koordinaten des gesamten Organismus. Sobald wir den einheitlich Raum erhalten durch die Äußerung der Seele des Raums des menschlichen Körpers, der aus Zellen besteht, deren Grundlage Zeit und Energie sind, können wir die Information der Seele des Menschen selbst zeigen – das Wissen der Seele auf Basis der Äußerung des Lichtes und Geistes der Seele. Und der menschliche Körper fängt an zu wachsen im gegebenen Raum des Wissens der Seele, zeigt in sich der Persönlichkeit des Menschen, und das heißt auch der Materie selbst, indem er diese mit der Funktion des Bewusstseins ausstattet.

Auf diese Weise, indem wir den gegebenen Raum der Seele des Menschen zeigen, können wir die Zelle schaffen und aufzeigen, d.h. auch den ganzen Körper, dadurch, dass wir innerhalb der Materie die Persönlichkeit zeigen, d.h. das Bewusstsein. Durch das Aufzeigen des Bewusstseins des Menschen zeigen wir die Welt drum herum auf, d.h. durch den Raum der Seele in der äußeren Erscheinung können wir jede beliebige Materie aufzeigen, sowie eine andere und andere Zellen. Der geformte Körper des Menschen, sein physisches Gewebe haben immer die Koordinaten der Seele, weshalb der Mensch die Möglichkeit hat, das Leben zu erschaffen und es in seinen Ereignissen durch seine Handlungen zu manifestieren. Der gegebene Raum ist der physischen Sehkraft des Menschen verborgen, der Seele des Menschen gegenüber aber immer offen, wodurch jeder von uns sein Leben sieht, entwickelt und besitzt, und manifestiert seine Handlungen mit Bezug auf die inneren Koordinaten. Die gegebenen Koordinaten können über vieles Auskunft geben und viel im inneren Raum der Seele des Menschen manifestieren, indem sie die Ereignisse und Veranlagung des Menschen zu dem ein oder anderen Ort, Familie, Tätigkeit und Wohnort manifestieren, wodurch sie den Glauben des Menschen aufzeigen, obwohl wir alle an denselben Gott glauben, den einzig wahren Gott aller Menschen, und wir alle sind im Grunde Menschen aller Glaubensrichtungen, die es gibt und gab auf der Erde.

Der Glaube des Menschen bringt das Innere zum Vorschein, das im Menschen den Menschen öffnet. Der Glaube bringt Wissen und Handlungen der Menschen zum Vorschein, was sie zu Menschen macht. Der Glaube weist auf die Welt aller, öffnet den Weg zu Gott. Der Glaube vereint alle, trennt aber nicht.

Die Ausleger verschiedener Glaubensrichtungen kommen in einem zusammen, in dem für alle Menschen einzigen Gott, und der, der den Glauben des Menschen zu seinem Vorteil auslegt oder zum Vorteil einer bestimmten Menschengruppe, erzählt von der Überlegenheit des Glaubens oder irgendwelchen Verboten. Wenn Sie diesen Leuten zuhören, beachten Sie eins: alle werden von Gott gerettet werden, Menschen unterschiedlichen Glaubens, aber die Essenz bleibt für alle gleich, da die Rettung – von Gott, der Glaube – vom Menschen, wie auch seine Handlungen, auf Hilfe ausgerichtet sind oder auf Zerstörung, oder auf die Trennung der Menschen mit dem Motiv des menschlichen Glaubens. Einige – sind würdig, andere – nicht. Wir alle sind Menschen, Kinder Gottes, und wer von uns würdig ist – entscheidet Gott. Was wählen wir unter Unseresgleichen? Den Glauben, die Menschen, sich selbst, Gott, und vielleicht wählt jemand Überlegenheit den anderen gegenüber, indem er den anderen auslegt, dass sein Glaube der wahre Glaube ist?

Der wahre Glaube ist die Liebe des Menschen in dem einzig wahren Gott. Wenn man über etwas anderes redet, braucht man nicht über Überlegenheit zu sprechen, man muss über Gott sprechen und dem Weg der Menschen, der zu ihm führt.

© И.В. Арепьев, 2010

Koordinatenpunkte im menschlichen Körper eröffnen den Lebensraum aller Menschen durch Aufzeigen des physischen Körpers und der Persönlichkeit des Menschen, der seinen Weg erkennt durch das Bewusstsein des ewigen Lebens und Körpers. Dadurch hat er direkten Zugang zu den Technologien der Entwicklung des Lebens selbst. Alle Technologien der Rettung, die immer den Menschen helfen werden, befinden sich im Lebensraum des Menschen und haben bestimmte Koordinaten des Raums, des Körpers und des Lebens des Menschen. Indem man diesen Raum entwickelt, wird jeder von uns und wir alle zusammen den einzigen Weg der Rettung und Entwicklung aller Menschen erschaffen, indem wir das Wissen der Seele des Menschen öffnen, das zur Erschließung des Wissens und der Welt durch Gott führt. Indem wir diese Koordinaten verändern, und es ist wichtig zu wissen, wie das geht, können wir den Lebensraum vergrößern, die notwendigen Richtungen des Weges der Entwicklung einer harmonischen Persönlichkeit des Menschen aufbauen, um den herum sich die äußere Welt durch die innere Welt zeigt.

Die Wahrheit des Lebens wird dort zugänglich sein, wo der Mensch durch den Raum, der von seiner Seele erschaffen wurde, *die innere Welt als die äußere aufzeigt,* dies wird wirklich *die wahre Welt aller Menschen* sein – sicher und harmonisch. Dies wird wirklich die Welt aller Menschen sein – die Welt der Menschen und Gott. Dies ist wirklich eine Welt, die die Interessen aller einbezieht.

Die Änderung einer Koordinate gibt dem Mensch die Möglichkeit, unbesiegbar und unsichtbar zu sein für jede zerstörerisch-negative Auswirkung. Alles, was die Menschen in dieser Zeit getan und erfunden haben auf der Ebene ihres Wissens, wird nutzlos, wenn nur eine Koordinate des Raums der Entwicklung des Lebens der Menschen in die Ewigkeit übergeht, dadurch kann und muss man die Frage der Heilung der Menschen von verschiedenen schweren und weniger schweren Krankheiten klären. Denn, was passiert? Der Mensch lebt in einem von ihm ausgewählten System, in welchem in der ganzen Welt die Koordinaten der Forschung seines Körpers übernommen sind, sowie verschiedene Analysen und Indikatoren, damit ist der Mensch in bestimmte Koordinaten gegangen, indem er das einheitliche Koordinatennetz auf sich genommen hat. Und so ist es passiert, zugegebenermaßen nicht ohne Hilfe, sondern mit vollem Einsatz des Menschen selbst, dass unterschiedliche schwere und unheilbare Krankheiten aufgetreten sind. Wenn man definierte und legalisierte Koordinaten der Heilung der Menschen und sich selbst hat, ist es für viel oft nicht möglich, gesund zu werden. Und wenn man die Krankheiten des Menschen etwas weitläufiger betrachtet, dann entwickeln sie sich gar nicht ohne den Menschen, nur im Körper und nur in unmittelbarer

Nähe des Menschen. D.h. die Krankheit hat eine endliche Struktur und unterliegt den Koordinatenpunkten, die der Mensch selbst angenommen hat. Der Mensch selbst ist ausgestattet mit einer Seele im Gegensatz zu der Krankheit, und wenn man bloß eine Koordinate des Lebensraums des Menschen verändert, z.B. von nur einer Zelle, die Zeit des gesamten Organismus, die sich in einer Zelle im inneren Raum befindet, in das System der Entwicklung der ewigen Strukturen überträgt, dann bekommt das Element der Zeit der Zelle und des Organismus einen großen Energie-, Informationszufluss sowie das Licht der Unendlichkeit.

Stellen Sie sich die Zeit im menschlichen Körper vor – das ist ein Faden, eine Linie, auf welcher aus unterschiedlichen Gründen die Krankheit entlang kriecht und alles Neue und neuen Raum an sich reißt. Und die Zeit im menschlichen Körper hat eine endliche Struktur, wodurch der Mensch, indem er sich unbewusst dem Wissen seiner Seele entzieht, die Zeit seines Körpers verkürzt durch seine Handlungen im Leben und durch seine Wahrnehmung.

Und wenn die Krankheit dann in den menschlichen Körper gerät, erobert sie mehr und mehr Raum der gleichen Zeit, ich wiederhole – das ist ein Faden, eine Linie, und wenn der größte Teil von einer Krankheit befallen ist, wird der Mensch dementsprechend ernsthaft und unheilbar krank und glaubt selbst daran, da es augenscheinlich objektive Daten im System dafür gibt, das von den Menschen selbst anerkannt wurde, - im endlichen System, das auf die Krankheit des Menschen weist. Die Krankheit wächst und es ist weiterhin keine Zeit. Dadurch verschließt die Krankheit eine der physischen Koordinaten, sie kann nicht hinein, aber sie kann auf diese Weise verschließen, und schadet damit dem Menschen, seiner Persönlichkeit und seinem physischen Körper, was direkt auf das Bewusstsein des Menschen wirkt und – als Folge – auf das Bewusstsein anderer Menschen. Sobald wir die Koordinate der gleichen Zeit in die Ewigkeit der Entwicklung des Lebens aller Menschen übertragen, schwindet die Krankheit, wodurch Krebs und andere schwere Krankheiten geheilt werden können, indem die Information der Krankheit umgewandelt oder sogar ausgelöscht wird.

Im Raum der Entwicklung des Lebens gibt es nur den geistlichen Menschen und Gott, es gibt keine Krankheiten. Für viele Menschen ist es notwendig, das gegebene Thema zu verstehen, genauso wie die praktische Heilung. Es ist wichtig, seinen Weg und die innere Bildung zu verstehen, die Leben, Glück, Gesundheit und Liebe spendet oder Krankheiten und schwere Umstände. Bleiben Sie deshalb immer Menschen, und Sie werden immer die Chance der Genesung haben, falls Sie mal erkranken sollten, und die Chance zu leben und normal und sicher weiterzumachen!

© И.В. Арепьев, 2010

Damit beende ich das Seminar. Das Thema fahre ich in weiteren Seminaren fort, da ich sehe, dass Sie sehr daran interessiert sind.

Danke. 25.02.08

Spezifische Technologien der Schulung der Zuhörer. Das Bild des Menschen, Koordinaten des physischen Körpers — Seelenraum | Thema 225

Wenn wir uns die Themen über Koordinaten des Lebensraums des Menschen als eine Handlung der Seele anschauen, ist es notwendig die unbegrenzten Möglichkeiten des Menschen in Hinsicht einer Realitätserschaffung des Lebens und der anzunehmenden Herausforderungen zu erwähnen, und dessen weiteren Lösungen, die verbunden sind mit dem Wachstum und Entwicklung des menschlichen Bewusstseins. Man sollte nicht die Technologie der Übertragung eines Koordinatenpunktes, einer Zelle oder des gesamten menschlichen Körpers in das System der ewigen Entwicklung aller Menschen vergessen. Das ist wichtig für die Erhaltung des Wissens und der Sicherheit der Menschen.

Wenn manche Menschen die Technologie der Veränderung des Weges, der Beeinflussung des Lebens und der der Handlungen des Menschen beherrschen, lenken sie ihre Kraft darauf, sich an dem menschlichen Körper festzusaugen und die Energie zu klauen, die der Mensch bekommt und die zuerst durch die Seele und dann durch den Körper verläuft und sich in den Ereignissen realisiert. Eine solche Energie enthält den Lebensstrom, in dem immer der Zugang zu jeglicher Information der Hilfe für den Menschen geöffnet ist.

Wenn einige Menschen ihre Macht und Kraft aufrechterhalten, klauen sie diese Energie aus dem menschlichen Körper für die Realisierung der eigenen Pläne. Sie können diese Energie nicht auf direktem Weg aus dem Lebensraum bekommen, aber sie können die klauen, die im Inneren des Menschen verarbeitet wurde und auf Rettung ausgerichtet ist und eine doppelte Kraft hat. Deshalb ist es wichtig das zu wissen und in der eigenen Arbeit der Erschaffung der Rettungstechnologien und deren weiterer verfügbarer Verbreitung unter den Menschen zu berücksichtigen. So wie die, die heimlich einen Teil davon bei den Menschen klauen, zum Frieden für alle aufrufen, und selbst ihre eigene Sache machen und Kontrolle auf diese Leute ausüben, indem sie deren innere Energie der Herausforderungen nutzen. Deshalb gibt es viele Menschen, die von Wundern erzählen oder es sogar herausschreien, auf diese Weise locken sie die Energie von immer mehr Menschenmassen an und üben Kontrolle über sie aus. Viele, die über Wunder erzählen, sagen nahezu das, was wirklich ist, nur am Ende müssen sie über ihre Absichten aufklären. Aber viele und viele, die von den ersten Worten über Hilfe betäubt

© И.В. Арепьев, 2010

sind, schlafen mit ihrem Bewusstsein und sehen nicht, dass sie reingelegt werden und ihre Lebensenergie geklaut wird, und anschließend wird ihnen mit Gleichgültigkeit in den Augen erzählt, dass man ihnen nicht helfen kann, dass andere Leute ihnen helfen werden. Diese Momente des Lebens sind sehr dünn, und es ist notwendig sie zu kennen und zu sehen sowie zu unterscheiden.

Ich habe Ihnen bereits von der Linie im menschlichen Körper erzählt. Die Linie ist wie ein Faden, auf den die Krankheit trifft oder treffen kann und ihre Sache macht. So handeln manche Menschen, wie so eine Krankheit, die in den Menschen eindringt, und nehmen sich die Energie des Körpers und des Weges des Menschen. Der Erfolg oder die Entdeckung kommt gar nicht zum logischen Finale, da bei dem Menschen, der voller Kräfte für Entdeckungen und das Leben ist, die Kräfte endlich sind und der Mensch wird leer, ohne das beendet zu haben, was er angefangen hat zum Wohl aller. Seine Sache wird zur Materiellen Einkommensquelle für andere Menschen. Und dies kann man nicht sofort bemerken, da die, die es tun, alles Mögliche tun für den Schlaf Ihres Bewusstseins. Wenn man die Koordinate der Energie seines Körpers in die Ewigkeit überträgt, gewinnen Sie die frühere Kraft, indem Sie den weiteren Weg der Entwicklung Ihrer Seele und Persönlichkeit öffnen, und das geplante Resultat der Hilfe für Menschen erreichen, wodurch Sie andere der Möglichkeit berauben, Ihnen Energie zu rauben und auf Ihrem persönlichen Weg zu gehen, indem die Ihre Gedanken und Entdeckungen gebrauchen und für deren eigene ausgeben indem die ihren Namen als Marke auf Wissen platzieren, das allen gehört.

Von irgendeinem Menschen verarbeitetes Wissen ist nicht direkt, jedenfalls nicht für mich; das ist das Wissen des Menschen, es kann interessant sein, zum Teil nützlich oder es kann dem Menschen schaden und sinnlos sein. Am wichtigsten ist, dass der Mensch dieses Wissen nicht aus seiner Seele bekommt, sondern aus umgebenden materiellen Quellen, wenn er seine Verarbeitung umsetzt, gibt sie als seine aus und erzählt den Leuten von der weltlichen und großen Bedeutung. In der Praxis gibt es nichts davon wegen dem elementaren Nichtvorhandensein des Wissens der Seele. Ich erzähle das Ihnen allen aus einem einfachen Grund, da ich selbst kein Schriftsteller bin, benutze ich keine materiellen Quellen, ich bereite mich nicht darauf vor, welches Thema heute oder morgen sein wird, ich schaue mir Ihre Seelen an und beantworte die gestellten Fragen durch die Technologie der Rettung des Menschen selbst. Ich gebe nicht an und mache keine Werbung, ich erzähle Ihnen von meiner einfachen und verständlichen Aufgabe, in der jeder von Ihnen es kann und lernen sollte, es zu tun. Ich bitte Sie nicht um Ihre Reichtümer oder materielle Besitzgüter – ich brauche sie nicht; ich verbessere meine

Vorträge nicht, denn, was soll ich in meiner Seele verbessern? Das Leben, den Frieden, den Menschen – was? Daher sollte jeder von Ihnen, der das Wissen seiner Seele gesehen hat, es an seine Nächsten weitergeben, ohne sich dafür bezahlen zu lassen. Gib es weiter mit der Aufgabe der Hilfe für den Menschen und nicht mit der Aufgabe reich zu werden. Und dann wird jeder in sich Gott finden anstatt dem, der im Stillen Energie klaut und am Tage schreit: «Auf den Frieden, auf die Menschen, auf das Glück!», und dabei eine Gebühr für die Hilfe einrichtet.

Menschen, seid Menschen und eure Seele wird euch helfen!

Menschen, seid Menschen und das Bild in euch wird von Licht durchflutet, in dessen Innerem Gott ist!

Menschen, absorbiert das Licht der Welt und schenkt und eröffnet allen Menschen gute Taten!

Absorbieren Sie keine fremde Energie und nehmen Sie kein fremdes Gold an, da es vergiftet ist durch die, von denen Sie es haben!

Seien Sie nicht beleidigt und beleidigen Sie andere Menschen nicht, urteilen und verurteilen Sie Menschen nicht, da Sie dadurch ein Gericht in Ihrem Inneren eröffnen, das Sie nicht von alleine aufhalten können!

Treiben Sie die Leute nicht, die Sie um sich herum sehen, da eine solche Aktion die eigenen Kinder aus Ihren Häusern vertreiben wird.

Lügen Sie nicht, denn lügen ist eine Sünde, und der, der lügt, bringt Schande über sich und andere Menschen.

Nehmen Sie Gedanken von Fremden nicht an, wenn Sie eigene haben, denn wenn Sie das Fremde annehmen, werden Sie nicht wissen, wo das Eigene ist. Und wenn der Tag kommt, an dem Sie sich für die Reise fertig machen, könnten Sie das Fremde mitnehmen, anstatt dem Eigenen. Und auf Ihrem Weg wird außer Ihnen auch das Fremde sein, das Sie dazu aufrufen wird, von Ihrem Weg abzukommen, nicht das zu tun, was Ihre Seele Ihnen eröffnet, nicht das zu sehen, was vor Ihnen liegt und die Augen vor dem Leben des Menschen zu verschließen.

Auf diese Weise, indem Sie die Koordinaten Ihres Körpers in die Ewigkeit projizieren, werden Sie die Freiheit erlangen, von der Sie in sich drin wissen, dadurch retten Sie sich selbst und andere. Wenn Sie solche Aktionen nicht machen, werden Sie dem Untergang geweiht sein, bei dem Menschen andere Menschen in den Abgrund stoßen. Ist es nötig, dass Sie Zerstörung und Gesetzlosigkeit sehen oder sollten Sie Leben sehen und erschaffen?

Bauen Sie das Leben so, dass es darin immer Frieden, Gott und alle Menschen gibt!

© И.В. Арепьев, 2010

Spezifische Technologien der Schulung der Zuhörer. Das Bild des Menschen, Koordinaten des Seelenraums des Menschen - der Geist | Thema 226

In diesem Thema werden wir nur einen kleinen Teil des menschlichen Geistes streifen, da das Thema selbst erst in der Zukunft eröffnet wird durch Erklärung und Erkenntnis der Technologie der Rettung durch die Öffnung des Geistes des Menschen.

Es ist wichtig zu verstehen, dass *das primäre Ziel der Seele des Menschen – die Entdeckung des Wissens selbst ist* sowie deren weiteres Verständnis, d.h. auch dessen praktische Anwendung. Deshalb muss man bei der Betrachtung dieses Themas die Essenz des Gesagten und des Geschaffenen in der Welt und im Menschen durch Gott verstehen.

Als Gott die Seele des Menschen schuf, hat er dadurch die Koordinaten des Raums seiner Seele durch die Seele des Menschen gezeigt, indem er in die Seele alles Wissen legte, das ständig wächst und sich manifestiert. Wenn man sich das Leben und die Ereignisse der Menschen anschaut, z.B. vor tausend oder zweitausend Jahren, dann werden es dieselben Menschen sein, nur mit einem bedingten Unterschied, sie werden in sich einen Teil des Wissens eröffnen, der in unserer Zeit etwas größer ist als das Wissen, das es früher gab. Aber das hat gerade so gereicht und reicht noch dafür, den technologischen Fortschritt zielstrebig zu entwickeln und mit ihm die Gefahren, die den Menschen erwarten.

Die Seele des Menschen selbst hat auch räumliche Koordinaten in der Welt mit ihrem Leben gebaut, indem sie den physischen Körper auf Grundlage des Wissens erschaffen und manifestiert hat und ständig die das Leben erschaffende und sich dafür interessierende Persönlichkeit des Menschen, die sich ebenfalls für den harmonischen Weg der Entwicklung der Welt und des Menschen interessiert. Den Raum der Seele hat der Geist gefüllt, der die Aufgaben der Seele in sich trägt und aufzeigt.

Der Geist trägt das Leben der Seele, deshalb manifestiert der Raum der Seele, in dem sich der Geist befindet, das Leben, wodurch er das Wissen der Schöpfung der Welt aufzeigt, in dessen Lebensraum sich der menschliche Körper manifestiert durch göttliche Schöpfung.

Der physische Körper hat materielle Koordinaten, da die Seele den Lebensraum geschaffen hat, in dem der Geist den Körper erschafft und erbaut und ihn real als die Welt aller Menschen manifestiert. Zuerst wird jeder Mensch als Abbild der Geistes durch die Seele projiziert, welches beauftragt ist mit Erschaffung und Manifestation des physischen Gewebes, dadurch zeigt der Geist im Lebensraum der Seele und der Welt den wachsenden Körper, bei dem die spirituelle Persönlichkeit die Grundlage des Wachstums ist.

Man kann jeden Menschen betrachten als den Geist der Seele, der mit physischem Gewebe und Körper ausgestattet ist, dessen Persönlichkeit fähig ist, sich zu entwickeln nach Gottes Wissen von der Entwicklung und Erschaffung der Welt, unter der Bedingung, dass die Persönlichkeit, der Mensch selbst seinen Weg bauen wird, indem er seine Aufgabe in der Rettung und Vereinigung aller Menschen in der Entwicklung und dem Verstehen der einzigen Welt und Gott sieht.

Alles, was die Menschen erschaffen, alles was sie studieren und jeder, den sie heilen, betrifft immer den einzelnen Menschen und alle Menschen, die Welt und Gott. Beim Beschreiten der verschiedenen Phasen des Wachstums und Entwicklung, des Erkennens und Verstehens, bewältigen die Menschen und ganze Staaten ihre Lektionen und bekommen persönliche Beurteilungen der Gemeinschaftsarbeit. Die Beurteilungen sind unterschiedlich – es gibt gute und weniger gute, aber das verstehen wenige sofort, da für das komplette Verstehen eine bestimmte Zeit vergehen muss, die durch die Besinnung aller Menschen alles an den richtigen Platz rücken wird. Daher, wenn Sie sich viele Fragen und Aufgaben stellen und sofortige Ergebnisse erwarten, können Sie diese oft nicht bekommen aus einem einfachen Grund – Mangel an Verständnis dafür, was wirklich passiert ist und wie das Ergebnis tatsächlich aussieht.

Wenn wir uns z.B. dieses Thema anschauen, das kurz aber tatsächlich auf viel Bewegung, Praktiken, Lehren und Studien hinweist lange, bevor wir mit Ihnen darüber sprechen, zeigt es uns, dass geistige Praktiken real und sicher die Persönlichkeit des Menschen entwickeln, bezogen auf die innere Entwicklung des geistigen Impulses für die Hilfe und Rettung aller Menschen und der Welt im Ganzen.

Während einer sehr langen Zeit hat die Entwicklung des Geistes und der Seele des Menschen durch unterschiedliche Weltströmungen ganze Bereiche der Religion und Kultur geschaffen. Es kamen ganze Religionen zum Vorschein, die Frieden und Liebe zu Gott predigen, bis zum Ende unserer Tage und darüber hinaus, die über den Glauben des Menschen sprechen und auf seine geistigen Grundlagen hinweisen.

Ich spreche zu Ihnen und sehe, wie Sie auf diese Technologien reagieren und erneut führe ich Sie dahin, wo ich das Thema angefangen habe.

Wenn die Seele den Lebensraum schafft, manifestiert sie ihren Geist durch den physischen Körper und der Persönlichkeit des Menschen.

© И.В. Арепьев, 2010

Der Mensch ist im Wesentlichen der Geist, der in physisches Fleisch gekleidet ist. Der Geist jedes Menschen ist einander gleich, sowie auch seiner Seele und Gott, der ihn erschafft.

Jeder Mensch ist ein Geist und Träger des Geistes seiner Seele, jeder ist frei in der Wahl seines Weges und seiner Aufgaben der Erschaffung des Lebens und der Gestaltung seines eigenen Weges, der den Weg aller Menschen in der Welt widerspiegelt.

Die Entwicklung des menschlichen Geistes geschieht in einem anderen Winkel des sich für alle eröffnenden zugänglichen Wissens. Das Wissen, dessen Akzeptanz die Grundlage für die Eröffnung der eigenen Seele ist.

Ich z.B., wenn ich das Wissen Gottes sehe und ergründe, erschließe ich es durch meinen Weg und Verständnis, wodurch ich das Wissen über das Leben aller Menschen in der Welt an die Rettungstechnologien eröffne. Alle und jeder kann sie für das eigene und das Wohl der Welt annehmen, und einige können es praktisch annehmen, wobei sie das notwendige Ergebnis in der Hilfe der Menschen erhalten. Wenige können es, und auch das ist eine gleichberechtigte Wahl der Menschen, die Öffnung deren Geistes, der im Wesentlichen den Entwicklungsweg aller Menschen vereint.

Die einheitlichen Koordinaten der Erschaffung des Lebensraums durch die Menschenseele, dessen Grundlage der Geist ist, *zeigen die einzige Realität der Rettung des Menschen und der Ergründung seines Weges* durch die Entdeckung von sich selbst, der Menschen und der Welt. Jeder kann und kommt in der Tat durch seinen Weg dahin, aber es ist wichtig zu verstehen, dass jeder zu dem Wissen seiner Seele über die Entwicklung des Lebens eines jeden und von allen geht. D.h. jeder entwickelt sein Leben, indem er darüber mit einem anderen Menschen spricht oder mit allen Menschen in seiner Sprache, und es wird von der Identität und Reinheit des Charakters, der Gedanken und Handlungen abhängen, dass jeder in seine Geschichte über das Leben von Menschen etwas hinzufügt, indem er bei vielem sich auf sich selbst und sein Leben bezieht, das im Wesentlichen die Entwicklung des Geistes des Menschen ist und in der Tat die Entwicklung der persönlichen Ereignisse sein kann.

Jeder von uns bekennt sich zu seiner Religion, spricht von seinem Gott und hält sich an seine Bräuche, Fastenzeit und Feiertage. Jeder von uns, offenbar, denkt nicht zu Ende, dass wenn man von unterschiedlichen Glauben spricht, in verschiedenen Sprachen, in verschiedenen Orten und Ländern lebend, in unterschiedlichen Entfernungen – manche weiter, manche näher, oft seine Interessen vertretend, die Interessen der eigenen Leute und Nation, achtet nicht auf den sehr einfachen und klaren Fakt, dass wir alle Menschen sind. Verschiedene, ihre Interessen vertretende, aber Menschen. Wir alle haben eine

Seele, und wir bekennen uns zu einer Religion in der ganzen Welt – der Religion des Lebens, obwohl wir im Leben selbst etwas teilen, streiten und weg nehmen, beleidigt sind, erkennen jemand oder etwas nicht an. Und sind mit vielen und mit vielem nicht einverstanden, aber bleiben dennoch Menschen. So stellt heraus, wir Menschen, für die es notwendig ist, das Wissen der Seele zu erkunden, das uns zu dem einen Gott führt. Um das *Wissen seiner Seele zu ergründen, muss man den Geist entwickeln. Die Entwicklung des Geistes ist die Hilfe und Rettung des Menschen und der Welt.*

Hier liegt auch die Antwort für alle Menschen: ein geistiger Mensch entwickelt sich geistig, alle und jeden liebend, seine Seele öffnend entgegen dem Wissen der Welt und des Lebens von allen, dem Menschen entgegen, auf diese Weise den Raum der Seele manifestierend, in *dessen Essenz für alles Lebendige der Geist ist.*

Deshalb werden unser Weg, unsere Wahl, Mühe und Arbeit dem Wissen der Seele den Weg weisen jedem Menschen in den gegebenen Raum, die ihre Seele entgegen allen Menschen öffnen mit der Seele des Geistes des Lebens des Menschen.

Danke.   27.02.08

So kommen unsere Vorträge und dieses Buch langsam zum Ende, aber, wie man anhand des Wissens sieht, das Sie erhalten und für sich und Ihr Leben erschlossen haben, in Wirklichkeit öffnet sich nur eine Eingangstür in den Lebensraum des Menschen, den jeder von uns hat, aber offensichtlich sich noch nie darin befunden hat. Deshalb werden die neuen Vorträge und die dazu gehörigen erhaltenen praktischen Resultate eine neue Seite und eine Welt mit Frieden und Glück für jeden Menschen öffnen, dadurch den Geist manifestierend als eine Grundlage des Lebens auf der Erde.

© И.В. Арепьев, 2010

Spezifische Technologien der Schulung der Zuhörer. Das Bild des Menschen, der Raum und die Energie des Körpers des Menschen rings um ihn herum. Teil 1

Thema 227

In diesem Thema werde ich über den Raum und die Energie im Körper des Menschen und rings um ihn herum erzählen. Das Thema ist sehr umfangreich und hat ein großes Volumen des Wissens, das ich besitze. Deswegen seien Sie bitte sehr aufmerksam, damit Sie den Sinn verstehen und die Technologien der Hilfe für Sie und andere Menschen zu Ende bauen können – da wo es notwendig ist.

Wir haben viel über die Energie des Menschen gesprochen; wir haben darüber gesprochen, dass die Energie die Treibkraft der Ereignisse und Handlungen aller und eines jeden ist. Die Energie spiegelt das wider, was es in Ihrem Inneren gibt, sie spiegelt das wider, worüber wir denken und was wir uns wünschen, das, wovon wir seit langer Zeit träumen. Wir handeln verschieden in verschiedenen Situationen und wenden dabei verschiedene innere Energien an. Auf den ersten Blick könnte es einem so vorkommen, dass es dieselbe Energie ist, da sie vom Menschen ausgeht. Aber nur auf den ersten Blick. Wenn Sie es sich aufmerksam ansehen und hinhören, können Sie verschiedene Ströme der Energie sehen und spüren, der Energie, die in der Seele des Menschen entstanden ist und durch das Bewusstsein, den Körper und die Handlungen der Menschen modifiziert wurde.

Es ergeben sich im Leben viele Situationen, wenn Menschen sich treffen, es geschieht ständig. Aber man kann in dieser Beständigkeit ein interessantes Merkmal im Bezug auf spezifische Energien beobachten. Es treffen sich zwei Menschen, einer von denen hat kein Interesse am Leben und weicht immer von seinem Weg ab. Dies geschieht ziemlich oft, aber der Mensch selbst merkt es gar nicht und besteht darauf, dass er Recht hat, obwohl niemand es von ihm verlangt; Menschen leben einfach und erfüllen die Ihnen gestellten Aufgaben. Aber der Mensch – ohne andere Menschen und deren Ereignisse zu beachten - fängt an, andere Menschen entweder innerlich zu unterdrücken oder sich an ihre innere Energie zu klammern. Der Mensch kann auf dem Unterbewusstseinsniveau aus seiner Sackgasse nicht rausgehen und offen darüber zu sprechen erlaubt ihm sein Stolz nicht, oder sein Wissen, das er in seinem Leben verschüttet hat und das er nicht beachtet hat. Dies hat ihn zu dem gegebenen Ergebnis geführt – zu dem Nichtwissen von sich selbst, anderer Menschen und des Lebens. Dieses Nichtwissen des

© И.В. Арепьев, 2010

Menschen führt ihn zum falschen Weg. Vielen Menschen ist es bewusst aber sie wollen es nicht wahr haben, dadurch machen sie es sich unmöglich, aus dieser Sackgasse ihres Lebens jemals raus zu kommen. Also viele Menschen erschaffen in ihrem Inneren eine bestimmte neutrale Energie des Gedankens und des Körpers, wenn sie diesen inneren Druck, der von vielen Menschen ausgeht, spüren. Dadurch schützen sie sich von diesem Druck von jeglicher Seite und jeglichen Menschen und konzentrieren sich auf die Aufgabe, sich selbst sowie anderen Menschen zu helfen.

Wahrscheinlich werden viele von Ihnen bezüglich der Hilfe für Menschen Fragen haben und ich versuche diese zu beantworten. Um fort zu fahren, möchte ich über die Hilfe selbst sprechen, für die der Mensch eine spezifische Energie seiner Seele und seines Körpers verwendet; die Energie, die fähig ist, die Energetik des Bewusstseins zu erschaffen, die mithilfe ihrer Kraft und ihres Lichtes das Negativ im Körper und in den Ereignissen anderer Menschen transformiert. Diese Energie fließt aus den Menschen wie ein innerer Strom und diesen die Liebe und das Licht schenkt. Die Liebe, die im Licht der Seele des Menschen widergespiegelt ist, ist immer fähig, ein Wunder zu vollbringen, was auch ständig geschieht. Die Menschen, die tatsächlich anderen helfen, spiegeln in der Tat ihre innere Liebe zu jedem Menschen wider. Dabei spiegeln sie eine sehr mächtige Energie der Welt und des Körpers des Menschen, die Energie ihrer Aufgabe wider, der Aufgabe, in der das Leben des Menschen die Priorität der Entwicklung darstellt. So eine Energie kann jeder in seinem Inneren spüren und spürt sie auch, da diese ihm Flügel verleiht, die Freiheit und den Gedankenschwung, die Schöpfung und die Kraft des Erschaffens schenkt. So eine Energie öffnet einen Menschen im Menschen und schützt diesen, denjenigen, der bereit und fähig ist zu arbeiten, um das Wissen seiner Seele zu erlangen und dieses zum Wohl zum Nutzen der Menschen zu verwenden.

Wie ist die Aufgabe der gegebenen Themen und Vorlesungen? Wie ist die Aufgabe des Buches? - Das Wissen der Seele des Menschen zu erschließen und den Weg der Bewegung zum Leben und im Leben geistig auszubilden; das Bild im Inneren zu erschließen, zu dem jeder Mensch geht und schon immer gegangen ist. Dabei öffnet der Mensch in sich und mit sich die Liebe Gottes zu jedem Menschen, öffnet in Gott sich selbst, andere Menschen und die Welt rings herum, öffnet in sich das Wissen darüber, dass er ein Mensch ist, der in sich das Bild Gottes hat und es trägt. Man muss darüber wissen und seinen Lebensweg dem Bild in seinem Inneren entsprechend aufbauen, den Weg des Gutes, der Liebe und Hilfe für alle Menschen; den Weg, den er zusammen mit allen anderen geht. Wenn wir die Energie der Seele in unserem Inneren haben und diese auf eine spezifische Weise auf die Lösung der Lebensaufgaben richten, schulen wir uns dadurch, die Menschen zu sein, die fähig sind, das Leben im Leben zu erschaffen, da Gott es jedem von uns geschenkt hat.

Ob wir das, was uns Gott gibt, erschaffen oder sind wir mit etwas anderem beschäftigt, was das Leben des Menschen zum Schmarotzen macht durch das Nichtverstehen von sich selbst und unserem Leben? Ob wir über unsere innere Welt nachdenken – über unsere Seele, über die Seele, die uns den Weg und das Leben öffnet, die uns das Leben öffnet und zu leben hilft? Ob wir dies sehen und verstehen oder etwas anderes erfinden, das mit der Seele - das heißt auch mit uns, mit unserem Weg und unserem Leben - nichts Gemeinsames hat und versuchen noch, andere Menschen zu lehren? Wissen Sie, in Wirklichkeit gibt es in der Welt keinen universellen Schulungsprozess und Menschen, solange sie leben, versuchen eine perfekte Methode der Wissens- und Informationsübermittlung zu erfinden; und es kommt immer wieder vor, dass es bald geschieht. Ich versuche diese Frage - auf mich bezogen - zu beantworten. Ich mache keine Werbung und möchte diese gar nicht erschaffen. Außerdem verwende ich für die Übermittlung des Wissens die Technologie, dank deren jeder das Wissen und das aufnehmen wird, was ihm am Herzen liegt. Ich erlaube mir nicht, die Themen und Texte aufzuteilen und baue dadurch den Systemcharakter des Wissens und das ursprüngliche Bild auf, das Bild, das ich durch das Wissen meiner Seele öffne. Ich wiederhole vielen Menschen vielmals, dass sie es nicht machen sollen, aber sie möchten auf mich nicht hören; sie sind sich ihrer persönlichen Ziele und Aufgaben nicht bewusst und bringen sich selbst und andere Menschen in die Sackgasse des Nichtverstehens des gegebenen Vorlesungsstoffes; dabei versuchen sie es zu übersetzen und machen ihre persönlichen Ergänzungen oder Schlussfolgerungen. Ich gebe den Stoff so rüber, wie ich ihn sehe und verstehe, ich füge nichts ein, mache keine Ergänzungen oder Verschönerungen. Ich spiegele alles, was ich sehe, wider, ohne Lasten für Menschen zu erschaffen. Ich spreche über einfache Sachen, deren Sinn man versuchen zu verstehen soll. Es gibt eine Quelle reinen Wassers. Alle, die es wünschen und es nötig haben, können daraus trinken. Bitte, machen Sie keine Werbung, schreien Sie nicht und ziehen Sie keine Schau ab, machen Sie Ihre Sache Tag für Tag und seien Sie zielstrebig und schenken Sie Ihre Beachtung dem Leben und der Hilfe für Menschen. Ich habe beobachtet, dass mache Menschen es nicht brauchen, zur Quelle zu gehen, aber es ist ihre Wahl, sie wählen Ihren Weg selbst, sie wählen die Art und Weise; obwohl ich verstehe, dass diese Menschen das klare und erfrischende Wasser als die Quelle des Wissens nicht brauchen, sie haben andere Interessen und Pläne. Ich spreche darüber mit dem Ziel, dass jeder von

Ihnen darüber weiß und sich ganz genau vorstellen kann, dass ich niemanden bitte, diese Vorlesungen weiter zu geben; ich bitte nichts zu verdrehen und keine Ergänzungen zu machen sondern so aufzunehmen, als ob es an Sie persönlich adressiert ist und alles, was Sie gehört und gesehen haben, soll Ihnen zugunsten sein. Ich möchte noch Mal über die Verbreitung reden. In den Seminarthemen habe ich viel darüber gesprochen: die Verbreitung ist die Übermittlung vom Wissen in seiner ursprünglichen Form, das ursprüngliche Bild wird dabei beibehalten. Wenn Sie die Vorlesungen einfach wie gewohnt überschreiben und mit Ihrer Meinung ergänzen, dann wird es Ihr Stoff sein, da Sie das weiterleiten, was Sie verstanden haben – unter dem Einfluss von gegebenen Vorlesungen. Leiten Sie es bitte so weiter, wie Sie es gehört oder gelesen haben, ohne ihre Komponente einzufügen. Analysieren sie es bitte und finden Sie in sich Kraft, das Wichtigste zu sehen – den Sinn.

Jeder besitzt das Wissen über den Mensch und die Welt, jeder kann dieses öffnen, verstehen und wahrnehmen sowie übermitteln. Es wird zu seiner persönlichen Erfahrung werden, die er sammeln wird, genauso wie er das Wissen sammelt, das er allen, die es wünschen, übermittelt. Die ursprüngliche Quelle ist die reine Quelle, aus der man trinken und den Wissensdurst seines Weges stillen kann. Aber viele wissen nichts darüber oder wissen es und machen es trotzdem auf ihre Weise, und jeder hat das Recht darauf. Jesus hat die Tür ins ewige Leben durch sein Erscheinen geöffnet und dadurch den Weg zu Gott gezeigt. Aber wie es sich rausgestellt hat, haben sich im Leben so viele Menschen angesammelt, dass sie es gar nicht schaffen, in die Tür rein zu kommen, sich zu verstehen, andere zu hören und aus der Quelle zu trinken. Und so stehen wir neben einander in dieser unendlichen Welt, bespitzeln und kontrollieren einander, damit keiner etwas Falsches sagt oder macht, beschweren uns jemandem aus der Menschentraube, jemand beschimpft uns, wir beschimpfen jemanden. Es läuft nichts weiter und wir diskutieren weiter – darüber, was wir machen sollen, wie wir leben sollen und warum es zustande gekommen ist.

Menschen haben sich verschiedene Ebenen ausgedacht, auf denen es Menschen in verschiedener Bekleidung, die hohe Dienstposten bekleiden, gibt, aber es bringt nichts. Es wäre interessant zu wissen, ob sie am Leben Spaß haben oder ob es ihnen auch wie anderen eng ist. Übrigens, was kann ein Mensch Falsches sagen oder machen? Er sieht Wissen in seiner Seele und übermittelt dieses an alle, die es wünschen, dem Wissen zu zuhören und es als praktische Übung des Lebens mitzunehmen. Ist es überflüssig und falsch oder ist es richtig und nützlich? Wer entscheidet, was mit der Seele des Menschen zu machen ist, wenn der Mensch zum Beispiel bereits das, was es in Wirklichkeit gibt, sehen kann, aber vor den meisten Menschen es noch versteckt ist? Ob man reagieren soll oder nicht? Oder soll man so tun als ob nichts geschieht? Es ist auch interessant: der Mensch hat es sich doch nicht ausgedacht sondern in seiner eigenen Seele gesehen. Und es ist sehr wichtig, das es einen Ausweg für viele darstellen kann. Weil wir den Weg ursprünglich in unseren Seelen erschaffen, und nicht irgendwo sonst.

Wenn wir wissen, wohin wir gehen müssen, vergrößern wir unsere Energie und somit auch das Leben aller Menschen; wenn wir nicht wissen, wohin wir gehen müssen, verkürzen wir das Leben und somit auch unseren Weg, dadurch lassen wir verschiedene Krankheiten in unseren Körper rein. Das machen wir, um uns vom Leben abzulenken und uns verschiedene Ausreden und Gründe auszudenken, damit wir das Leben nicht erschaffen und den Menschen nicht helfen müssen. Obwohl niemand es von einem Menschen verlangt und niemand danach fragt. *Ein glücklicher Mensch stellt eine Hilfe für alle Menschen dar* und es soll ohne weiteres klar sein.

Damit beende ich den ersten Teil des gegebenen Themas und im nächsten Thema erzähle ich über die Energien des Menschen.

Danke. 03.03.08

Aus diesem Grund muss man können, das Wissen zu übermitteln, und das muss man lernen.

Spezifische Technologien der Schulung der Zuhörer. Das Bild des Menschen, die Energien. Teil 2

Thema 228

Um den ersten Teil fortzusetzen, möchte ich noch Mal das Thema der Übermittlung des Wissens des Menschen ansprechen. Ich möchte das Thema deswegen ansprechen, weil ich es für das höchste Niveau der Wahrnehmung und Erkennung des Lebenswissens vom Menschen halte. Um übermitteln zu können, muss man selbst bestimmtes Wissen haben, und um zu wissen muss man können. Ich kenne viele Menschen, die nichts können, da sie nichts wissen möchten, dabei übermitteln sie eifrig das Wissen, offensichtlich um etwas für sich zu gewinnen. Diese Handlung hat mit der Übermittlung des Wissens, das die Technologien der Rettung beinhalten, nichts gemeinsam – auf Grund des Nichtwissens und Nichtkönnens. Dieses Kriterium der praktischen Anwendung vom Wissen ist das wichtigste in der Übermittlung des Wissens an andere Menschen. Wie kann man darüber, was man selbst nicht hat und nie hatte, erzählen oder weitervermitteln oder darüber, was man selbst nicht weiß oder nicht gesehen hat? Wie kann man das Wissen propagieren, wenn man selbst daran nicht glaubt und in seinem Leben zu anderen Mitteln greift. Wie können sich Menschen zum Erschaffen vereinen, wenn sie nichts erschaffen? Deswegen ist das Leben selbst das wichtigste und bestimmende Kennzeichen im Leben, das Leben, das sich auf der Grundlage des Wissens der Seele des Menschen entwickelt. Derjenige, der das Wissen der Seele öffnet, hilft Menschen, baut harmonische Beziehungen mit allen Menschen auf, bringt ins Leben und in die zwischenmenschlichen Beziehungen keine Last des Nichtverstehens ein, bringt nichts ein, was den Menschen vom Aufbau des Lebens und der Hilfe den Menschen ablenken könnte und erschafft keine erschwerenden Systeme für sich selbst. Und jetzt lassen Sie uns zum Seminarthema übergehen.

Wir haben über die innere Energie des Menschen und über die Energie rings um den Menschen herum gesprochen und festgestellt, dass es eine Energie der zwischenmenschlichen Beziehungen, der Ereignisse und Handlungen des Menschen gibt. Es gibt eine Energie im Inneren des Menschen, die mit der inneren Liebe und dem Guten im Bezug auf die Hilfe für Menschen wächst und zunimmt. Aber es gibt auch die Energie des Körpers des Menschen, die die Einheitlichkeit des Körpers des Menschen ausmacht und nicht nur einen Orientierungspunkt der Gesundheit sondern einen Orientierungspunkt der Richtigkeit der inneren und äußeren Energie darstellt.

© И.В. Арепьев, 2010

Die Harmonie im Inneren des Menschen ist eine richtige, genaue und zeitgemäße Beziehung des Menschen zu sich selbst, zu allen Menschen und der Welt. Die Energie des Körpers stellt das Barometer und das Kennzeichen der Richtigkeit der Beziehung des Menschen zu sich selbst, zu anderen Menschen, zu der Welt sowie zu dem gewählten Weg und gestellten Aufgaben dar. Verbrauch oder Ausgeben der äußeren Energie ziehen die innere Energie mit sich und versuchen die Prozesse der Seele des Menschen zu beschleunigen. Und wenn der Mensch versteht, dass es ihm nicht gelingt, fängt er selbst an, die Prozesse zu beschleunigen, indem er seine physischen Handlungen beschleunigt, und bringt sich selbst dadurch in eine energetische und mentale Situationssackgasse. Es endet immer schlecht – für den Menschen selbst sowie für seinen Körper – und beeinträchtigt die Gesundheit des Menschen. Die Verwendung der äußeren Energie ist mit dem Abnehmen der Energie im Inneren des Menschen gekoppelt – es ist seine Gesundheit und sein Körper. Verlust der Situationskontrolle führt zu steuerlosen und unbalancierten Prozessen im Körper des Menschen, was wiederum zur Kraft- und Energielosigkeit führt und das ist das Zeichen von einer Krankheit. Das Gleiche geschieht mit der inneren Energie des Menschen, wenn er diese für die leeren Außenereignisse, die keine Ergebnisse bringen und die Entwicklung des Lebens, ausgibt. Diese Situation führt dazu, dass der Mensch sich schließt ohne sein inneres Potential geöffnet zu haben. Dadurch verschlechtert er seine äußere Situation und zahlt dafür in der Regel mit der Energie seines physischen Körpers.

Die Gesundheit des Menschen und sein Körper werden zu Geiseln der unüberlegten und falschen Richtungen, die der Mensch gewählt hat. Diese Situation bringt den Menschen und seine Gesundheit zu dem ungeplanten Halt in seinen Ereignissen und Handlungen. Dieser Fakt muss berücksichtigt werden, da viele in ihrem Wunsch, Menschen zu helfen, ihre Liebe zu früh ausgegeben haben und mit der Liebe – die Möglichkeit, Gutes zu tun; aber sie bravieren fast immer damit, dass sie immer bereit sind, allen zu helfen, dabei machen sie keine realen Schritte sich selbst entgegen.

Gute Taten sind die Liebe des Menschen, die der Mensch in Acht nehmen und pflegen muss. *Gute Taten sind das Licht der Seele,* und das Licht selbst ist das Wissen. Um das Licht in der Seele zu vermehren, muss der Mensch richtig und genau das Wissen aufnehmen und das Wissen dann Menschen weitergeben und es zu ihrem Wohl anwenden. Das reine Wissen der Seele gibt und öffnet die Möglichkeit, die geistige Kraft und den geistigen Impuls zu sehen und diese real für die Hilfe für Menschen anzuwenden. Dabei vermehren sie die Kraft durch die richtige Vorgehensweise und durch das Ausbildungsniveauwachstum auf das Wissen über die Hilfe bezogen.

© И.В. Арепьев, 2010

Das *Hellsehen* ist das Element der Verbindung der drei Energien des Menschen: der inneren – die Menschen hilft, der äußeren – der neutralen, die das Erschaffen der Ereignisse fördert, und der physischen - der Energie des Körpers des Menschen, die die Richtigkeit der Wahl des Weges durch normale Gesundheit des Menschen zeigt. Somit verbindet das Hellsehen im Bewusstsein des Menschen diese Energien und fördert dadurch die harmonische und richtige Entwicklung der Persönlichkeit jedes Menschen. Man muss verstehen, dass das Hellsehen ein mächtiges äußeres und inneres Werkzeug der Entwicklung des Bewusstseins des Menschen ist, das man ruhig entwickeln muss, ohne jeglichen Stress und Aufgaben, die unerfüllbar und willentlich falsch sind. Die Entwicklung von so einem Werkzeug an sich ist eine einmalige und kreative Handlung, die die Besonderheiten und den Charakter des Menschen selbst, seiner persönlichen Vorlieben und Neigungen in Betracht zieht. So ein Werkzeug des Erkennens der Welt und des Menschen ist der Seele eines jeden zugänglich und exotisch im Bezug auf seine Verwendung und sein Verstehen von Menschen. Die unvollständige und nicht ganz verständliche, spezifische Beziehung zu diesen Menschen bringt die meisten Menschen außerhalb einer Grenze, hinter der viele den Informationsströmung, die auf die Menschen fließt, nicht aufnehmen können.

Wenn Menschen so tun als ob sie adäquat und sehr beschäftigt sind, bringen sie sich um eine geistige Ausbildung, sie versuchen ihr ganzes Leben lang ihr Ziel zu erreichen und erzielen keine Ergebnisse, sie übertragen eine reale Tat in die Ebene des unerfüllbaren Traums – auf diese Weise spiegelt sich der Unglaube und das Nichtwissen des Lebens wider. Dahinter stecken Menschen, die sagen, was zu tun ist und was nicht, dadurch nehmen sie dem Menschen seinen Willen weg.

Jeder von uns möchte glücklich und gesund sein. Die Zeit wird die Art und Weise des Erkenntnisses der Harmonie des Lebens bestimmen. Derjenige, die die Zeit steuern kann, ist mir dem Erschaffen des Lebens beschäftigt; andere halten sich an eine andere Position, andere Position – andere Zeit. In diesem Sinne beende ich diesen Teil der Vorlesung.

Danke. 03.03.08

© И.В. Арепьев, 2010

Spezifische Technologien der Schulung der Zuhörer. Das Bild des Menschen, der Energieraum. | Thema 229

In diesem Thema werden wir über den Energieraum im Inneren des Menschen und rings um ihn herum sprechen. Aber zunächst müssen wir noch Mal über das Wesen der Seele des Menschen als die Grundlage des Aufbaus des Lebens und des physischen Körpers des Menschen sprechen, um es zu verstehen.

Die *Seele* spiegelt das Leben und somit ihre Aufgaben und Handlungen durch den Aufbau des Körpers des Menschen wider.

Die *Seele* spiegelt die Persönlichkeit eines jeden wider, baut die physische Materie in der physischen Welt auf.

Die Seele besteht aus Zellen, die in sich das Licht des Wissens über die Welt und den Menschen tragen genauso wie den Raum, in dem es jeden Menschen gibt und in dem jeder Mensch lebt.

Der Körper des Menschen projiziert sich auf der Basis des Lebensraums der Seele und wird in der äußeren Realität als das Leben der Menschen erschaffen. Es gibt so viele Zellen in der Seele des Menschen, wie viele Menschen es in der Welt gibt, somit wächst ständig die Seele des Menschen durch das Erschaffen, die Widerspiegelung und das Sehen des Lebens der Menschen. Alle Zellen der Seele bilden einen einheitlichen Raum, in dem die Seele eines jeden durch das einheitliche Bild in der einheitlichen Zelle der Seele Gottes widergespiegelt ist.

Das Leben Gottes ist das Licht, das in unserer Seele wächst und sich durch das Leben der Menschen entwickelt.

Die Seele Gottes umfasst alle und alles, Gott ist überall widergespiegelt, Gott ist alles und Gott kann man nicht vernichten.

Der Mensch, indem er das Wissen seiner Seele erkennt und widerspiegelt, kann seine Seele erkennen und in der Seele den Weg zu der Seele und das Licht Gottes finden und das Wissen Gottes durch die Entwicklung des Lebens aller und eines jeden erkennen und akzeptieren. Der Raum, den er betreten wird, ist der Lebensraum des Menschen, in dem jeder, der ihn betritt, die Energie des Geistes, des Körpers, der Welt, die Energie des Wissens, das aus der Seele kommt, findet.

Das Wissen der Seele – bereits bestimmte Wörter – hat so einen Raum und so eine Energie, in denen und durch die der Mensch sich ewig entwickeln und dabei Menschen helfen kann, sich zu heilen und ihren Lebensweg zu finden.

© И.В. Арепьев, 2010

Der Wille des Menschen und das Streben seiner Seele bestimmen die Wahl des Weges, den alle Menschen gehen und auf dem sie ihr Leben entwickeln. *Der Energieraum ist der Lebensraum des Menschen, in dem jeder so viel Wissen schöpfen kann, wie viel er für den Aufbau eines würdigen und freien und gleichzeitig eines Lebens voller Verantwortung braucht.* Der Aufbau des Lebens ist eine für jeden Menschen zumutbare Aufgabe, die Aufgabe, bei der sich der Raum der Lebensentwicklung und die Lebensenergie übereinstimmen und sich im Körper und in der Persönlichkeit des Menschen verbinden müssen. Dabei verkörpert der Körper des Menschen den Lebensraum des Menschen und die Persönlichkeit stellt die Lebensenergie dar. Auf diese Weise spiegelt die Seele das Leben wider und erschafft den physischen Körper des Menschen, der mit Energie gefüllt ist. Dadurch strömt sie zusammen mit dem Körper in das Licht des Wissens Gottes hinein und spiegelt durch ihre Handlungen den Raum und die Energie der Welt wider. Wenn der Mensch in der Welt das widerspiegelt, was Hilfe und Nutzen darstellt, was es dort gibt und immer gab, öffnet er dadurch die ewigen Gesetze des Aufbaus der Welt, die in Wirklichkeit die Ewigkeit und ihr Wesen zeigen und erläutern. Aber dafür muss man mit der Ewigkeit der Welt und dem Leben im Einklang sein – durch sein Wissen und den physischen Körper.

Die Voraussetzungen für den Eintritt in den Lebensraum sind die Voraussetzungen für die Aufbewahrung und die Entwicklung der Energie des Menschen. Aber kann man die Energie des Körpers aufbewahren und entwickeln, wenn es keinen Körper gibt? *Die Seele des Menschen ist das Licht des Wissens Gottes. Die Seele des Menschen ist die Energiequelle und der Schöpfer des Raums im Leben des Körpers des Menschen.* Und der Körper ist der Raum der Seele, in dem die Seele selbst die Energie des physischen Körpers auf der Grundlage der Entwicklung des Geistes und des Erschaffens bis zu dem Niveau der Ewigkeit der Materie entwickelt. Dadurch erzielt sie das gewünschte Ergebnis – die ewige Energie im ewigen Körper und in der ewigen Materie, was an sich einen unstrittigen Faktor der stabilen und sicheren, der ewig entwickelnden Welt darstellt, die Welt mit voller Teilnahme und Entwicklung der Persönlichkeit und der Materie in Form eines Menschen.

Wenn der Mensch sich an den ewigen Raum des Lebens und der Energie nähren und ihn betreten möchte, muss er in seinem Inneren, in seinem Körper die materiellen Strukturen haben, die fähig sind, nicht nur die Ewigkeit widerzuspiegeln und wahrzunehmen, sondern diese zu entwickeln. Dadurch kann der Mensch seinen Körper auf eine bestimmte Weise entwickeln und aufbauen. Der auf diese Weise entwickelte Mensch wird fähig sein, die Materie in seinem Körper widerzuspiegeln und das beschädigte Gewebe auf eine mentale bewusste Weise zu ersetzen, indem man dieses durch den ewigen Raum aktiviert und beeinflusst; den Raum, in dem sich die Energie der Ewigkeit aller Menschen und der ganzen Welt in der Form einer unendlichen Strömung befindet und entwickelt.

Wenn man das blitzschnelle Wachstum der Materie – jedes beliebigen Organes oder des ganzen Körpers – betrachtet, sieht man, dass diese Handlung ein praktisches Beispiel der Widerspiegelung des Lebensraums des Menschen in seinem Körper darstellt, in dem sich die ewige Energie des Körpers des Menschen widerspiegelt. Die auf eine bestimmte Weise widergespiegelte ewige Energie fördert das blitzschnelle Wachstum jedes Gewebes, Organes und jeder Zelle und stimuliert dadurch den ganzen Körper. Somit füllt sie die Energievorräte des Körpers für sehr lange Zeit des Lebens in dem geschlossenen System der Entwicklung des Menschen auf. Obwohl das von Menschen entwickelte System selbst sehr viele offene Systeme, die Menschen entwickeln, hat – solche wie die Natur, das Wasser, Tiere, das Wetter – konnte der Mensch diese nicht unter seine Kontrolle und seine Herrschaft bringen, trotz dessen, dass er auf verschiedene Weise versucht hat, einen für beide Seiten vorteilhaften und verständlichen Kontakt zu finden. Deswegen haben Menschen angefangen, die Wege des technischen Progresses zu erschaffen, was zu ihrer Entwicklung geführt und als Orientier in der Zukunft gedient hat; haben angefangen, technische Objekte zu erschaffen, die alles was auf der Erde, auf dem Wasser und in der Luft geschieht, überwachen. Aber man muss immer beachten, dass das dafür ausgegebene Mittel kein Ende des Progresses, sondern sein Anfang ist.

Nebst den Veränderungen in der physischen und mentalen Sphäre des Menschen verändert sich der Raum des Lebens und der Energie der Menschen. Diese Veränderungen führen ihrerseits zu den Veränderungen in der Luft, im Wasser und in der Erde. Deswegen sollen die Menschen die Richtung der technischen Umrüstung, die sie vorhin als eine Entwicklungspriorität gewählt haben, nicht nur weiter gehen sonder kardinal ändern und zwar mit großen Korrekturen unter anderem auch technischen. Die großen Kontrollmittel müssen eine große und empfindliche Schwelle der Diagnostiziermittel haben, die es erlauben, in der realen Zeit die Veränderungen des Klimas auf der ganzen Erde zu sehen. Dies zeigt – bei bestimmter Vorgehensweise - das klare und volle Bild des Wetters in der Welt mit weiterem aktivem Einfluss auf das Bewusstsein des Menschen in die bessere Richtung. Ohne einheitliches System der Diagnostik werden viele lösbare Aufgaben zum Beispiel des Umzugs oder Transportes der Menschen von einem Ort zu einem anderen problematisch. Es werden in erster Linie sogar keine

© И.В. Арепьев, 2010

Mittel technischen Transportes sondern Sicherheit, Pünktlichkeit und Bequemlichkeit sowie die meteorologischen Voraussetzungen in verschiedenen Regionen und Ländern wichtig sein. Die Sicherheit in diesem Gebiet wird in allen Bereichen menschlicher Tätigkeit von radikaler Bedeutung sein, da ohne Überwachung es unmöglich ist, die Sicherheits- und Gefahrstufe des einen oder anderen technischen Objektes genauso wie seine Standsicherheit und Gebrauchsdauer technisch zu kalkulieren.

Die technische Idee selbst wird zur Erschließung eines bestimmten Raums auf der Erde durch den Menschen führen, was wiederum den Energieaufwand der Menschen sparen und den Menschen zum Verstehen der Steuerung und der Raumveränderung als einer Zeitform näher bringen wird. Der Aufbau eines einheitlichen Systems der Diagnostik wird Menschen retten und die Sicherheit des Menschen verbessern sowie Menschen die reale Zeitgrenze zeigen, neben der sich viele bereits befinden.

Man muss eine einfache und logisch offensichtliche Sache verstehen: die Entwicklung des technischen Progresses ist die Entwicklung eines bestimmten Raums. Das Verstehen und der Orientierungspunkt des richtigen Reiseweges entwickeln Menschen auf dem logischen und geistigen Niveau oder führen Menschen in eine Sackgasse. Die Entwicklung von so einem Raum erweitert die Horizonte des Menschen oder verengt diese. Man muss dies ganz klar sehen und verstehen, genauso wie die Müdigkeit der Menschen spüren.

Die angestaute Energie, die in diesem Raum entsteht, macht die Bemühungen der ganzen Staaten nutzlos, indem sie dessen Wirtschaft und die Energie des Landes und des Volkes herunterbringt. Die richtige Entwicklung dieses Raums fördert die Dynamik des Bevölkerungswachstums und die Prosperität jeden Staates. Aus diesem Grund können die gezielten und ausgerichteten Schritte der Menschheit auf diesem Gebiet alle Konfliktsituationen erlöschen, die in den Gedanken und Handlungen der Menschen entstehen. Oder - wie in der jetzigen Zeit - zeigen manche Staaten Aggression gegen andere Staaten und erobern sowohl den Lebensraum als auch die fremde Energie, dabei gewöhnen diese sich an solche unmenschlichen Methoden und Handlungen. Diese Vorgehensweise betrachtet die ganze Welt so, dass alle Bemühungen bezüglich der Sicherheit der Welt und der Menschen nutzlos erscheinen. Somit schrumpfen sich der gemeinsame Raum und die gemeinsame Energie, um den Menschen vor einer globalen Katastrophe zu schützen. Dies wiederum liegt auf jedem Menschen als eine gestaute Last, als eine Verkürzung des Lebensraums in diesem System der Entwicklung und der Energie der Handlungen, die auf die Hilfe für Menschen und Schöpfung gerichtet sind.

© И.В. Арепьев, 2010

Man muss über solche wichtigen Lebensrichtungen nicht nur nachdenken sondern alles real und radikal ändern und zu Ende bauen, um das Niveau der Lebensentwicklung zu erreichen, das es erlaubt, zeitgerechte Korrekturen in die Ereignisse des Lebens anzubringen und dafür müssen bestimmte Voraussetzungen, der Lebensraum und seine Energie vorhanden sein. Danke.

Warum zum Beispiel haben manche Wörter in unserem Leben eine unveränderliche Bedeutung – der Mensch, das Gute, die Liebe, die Hilfe, das Leben, die Welt, die Freundschaft? Weil sie im Lebensraum erschaffen und mit ewiger Energie aufgefüllt wurden. Aus diesem Grund haben diese Worte für uns alle eine unveränderliche Bedeutung und füllen uns mit dieser Energie auf. Dadurch erschaffen sie für alle einen räumlich-energetischen Korridor, der die Auffüllung mit spezifischer Energie von unserem Bewusstsein und Körper fördert. Diese Energie gibt jedem die Möglichkeit, auf seine eigene Weise das Leben zu erkennen und gleichzeitig uns an die gängigen menschlichen Dankkanons zu halten, somit wird die Entwicklung dieser Energie im Leben aller und eines jeden möglich. Deswegen erschafft das Wort Danke, das mit der ewigen Energie gefüllt ist, diesen Tunnel, in dem der Lebensraum und die Energien des Menschen ewig bleiben und für den Menschen selbst immer offen sind.

Danke. 05.03.08

Die spezifischen Technologien der Schulung der Zuhörer. Das Bild des Menschen, die Energie. | Thema 230

Ich beende den Zyklus der Vorlesungen und möchte noch Mal über die Energie sprechen und somit eine neue Seite des Buches, des Lebens und anderer Ereignisse öffnen, der Ereignisse, in denen es immer in großer Menge und guter Qualität die Energie der Liebe des Menschen selbst und seiner Seele gibt. Diese Energie vollbringt in der Seele und im Leben des Menschen Wunder, und diese Wunder hat Gott erschaffen, indem er die Seele, den Menschen und die Welt erschaffen hat, zunächst hat Gott die Liebe zu allem, was er erschafft, erschaffen und hat sie in allen Menschen widergespiegelt.

Der Mensch, der die Energie in der inneren und äußeren Welt widerspiegelt – und sie ist eine einheitliche Welt für alle Menschen – spiegelt die Liebe durch die Energie des Lebens, des physischen Körpers, die Energie des Raums und der ewigen Bewegung wider.

Der Mensch, wenn er die Liebe zu allen Menschen widerspiegelt, spiegelt sich selbst in der Liebe zu der ganzen Welt wider; der Mensch, der jeden Menschen liebt und diese Liebe öffnet, ist durch die Energie geschützt, die dem Menschen die Welt öffnet und sie mit ihrer Energie auffüllt. Der Mensch seinerseits schenkt der Welt und allen Menschen seine Liebe, dabei verzichtet er nicht darauf, was ihm Menschen schenken und spiegelt die Welt durch die Realität wider. Wenn der Mensch die Welt und die Liebe der Menschen akzeptiert, füllt sich der Mensch mit belebender Energie auf, die ihm die geistige Kraft gibt, das Gute für alle Menschen zu tragen und widerzuspiegeln.

Die Energie des Lebens lehrt den Menschen, in seinem Inneren ruhig und harmonisch zu sein, um für die Menschen als Beispiel für die Lösung ihrer Aufgaben – die Welt zu verstehen und zu erkennen - zu dienen. Diejenigen, die lieben, hören die Wörter ihrer Seele über die Liebe zu ihrem Nächsten, über die Liebe zu allen Lebewesen und zu allen, die die Luft des Himmels und der Erde einatmen. Diejenigen, die lieben, tragen in ihrem Inneren keine Aggression und spiegeln keine schwere Energie rings um andere Menschen herum wider.

Um von anderen Menschen und Ereignissen sowie von sich gebildeten Umständen nicht abhängig zu sein, muss man die Parameter seines Raums ändern und diese auf eine Familie, Kreativität, Spaziergänge und verschiedene erkenntniswerte Reisen mit weiteren interessanten Begegnungen mit verschiedenen Menschen richten.

© И.В. Арепьев, 2010

Nur wenn Sie sich nicht an das Materielle binden sondern auf die Natur und die Welt konzentrieren, können Sie die Harmonie in Ihrem Inneren finden, die immer den Schutz Ihres Körpers und Ihrer Persönlichkeit fördern wird und Ihre Offenheit wird es ermöglichen, soviel göttliche Energie zu empfangen, wieviel Sie brauchen.

Verzichten Sie darauf nicht, was Ihnen gegeben wird, Sie sollen wissen und für sich planen, wie Sie diese Energie zum Wohl aller verwenden, um noch mehr Energie zu bekommen und dadurch das Niveau des Verstehens dessen zu erreichen, dass Sie sich ständig im Strom des Lichtes und der Energie des Universums befinden. Das Gleichgewicht, das sich in Ihrer Seele mit dem Frieden angesiedelt hat, öffnet Ihnen die ganze Wahrheit, die es immer rings um Sie herum gibt und gab. Und Sie wiederum öffnen diese Wahrheit anderen Menschen, den Menschen, die bereit sind zu hören, zu sehen und zu erschaffen.

Wenn Sie in sich die Energie des Friedens öffnen, werden Sie verstehen, dass der bisherige Kreis abgeschlossen ist und es Zeit wird, neue Ereignisse in Ihrem Leben zu bilden, die Ereignisse, die für Sie von Interesse sind aber Ihnen im Voraus bekannt sind. Sie werden in vollen Zügen das irdische Leben spüren können, das mit der himmlischen Energie gefüllt ist.

Sie werden sich auf neue Menschen stützen können und diese Menschen werden Ihren Freundeskreis ausmachen. Und je mehr es von den Freunden geben wird, desto mehr werden sich die Weltbeziehungen und die Energie Ihrer Seele in Ihnen mit neuer Kraft und neuer Hilfe für Menschen öffnen. Der Zugang zu dieser Energie wird Ihnen neues absolut einfaches und zugängliches Wissen öffnen, das aus Ihnen als eine klare Lichtquelle ausfließen wird, die in sich die Energien des Menschen trägt, des Menschen, der in sich und in anderen Menschen die Liebe zu Gott geöffnet hat.

Sie werden die hellen Energien, die Ihnen persönlich gegeben werden, spüren und die Aufgaben der Menschen, die sich neben Ihnen befinden, verstehen können.

Sie werden anfangen, jeden Menschen zu verstehen – durch seine Lebensaufgabe und seine Handlungen.

Sie werden anfangen, Ihre Aufgaben zu verstehen, indem Sie für Sie auf den ersten Blick unlogische Antworten finden werden, die aber zu erstaunlichen Ergebnissen führen werden.

Sie werden anfangen zu verstehen, dass sie alle Menschen sind, Menschen, die die Kraft haben zu helfen, die die Energie haben, die Handlungen zu begehen, die die ganze Fülle und Schönheit der Welt zeigen.

Sie werden anfangen, sich selbst und andere Menschen aus der Sichtweise Gottes zu sehen,

des Gottes, der dem Menschen entgegen kommt,

des Gottes, der die Welt und die Liebe erschafft,

des Gottes, der Menschen rettet durch Ihre Aufgabe, sich selbst und andere Menschen zu retten,

des Gottes, den Sie mit Ihrer Seele spüren, mit der Seele, die Ihnen Flügel verleiht, um durchs Leben zu fliegen, zu erkennen und zu lieben,

des Gottes, den es in Ihrer Seele gibt,

des Gottes, der Ihnen das direkte Wissen öffnet und die Energie gibt, dieses Wissen auf die Weise zu erlangen, dass jeder, der es hört und aufsaugt, es praktisch anwenden und das erwünschte Ergebnis im Leben erreichen kann – das Leben und dessen Entwicklung.

Wissen Sie, es ergibt sich im Leben, dass manche Werke nicht vollendet werden müssen und zwar aus einem einfachen Grund – Sie können zu ihnen zurückkehren als zu Ihrer Lieblingsbeschäftigung. Und so werde ich auch diesen Zyklus der Vorlesungen nicht beenden, sondern werde diese durch neue Themen und Technologien, durch neue Bücher über das Leben und das Heim des Menschen, über seine Seele und Liebe fortsetzen. Es ist sehr interessant für mich, Ihnen das neue Wissen zu eröffnen, aus dem jeder von Ihnen große und unendliche Energien der Liebe des Menschen schöpfen und diese zum Wohl aller Menschen und sich selbst verwenden kann. Es ist für mich genauso wie für Sie interessant zu leben und das Leben zu entwickeln, es ist interessant zu wissen und zu verstehen, dass bei uns alles gut wird und alles so sein wird, wie wir es uns wünschen.

Ich bedanke mich bei Ihnen. Bis zu neuen interessanten Treffen.   05.03.08

Ihre Rezensionen für das Buch
„Die Rettungstechnologien –
der Schöpfung und der harmonischen Entwicklung
des Menschen und der Welt"
können Sie an die e-Mail Adresse sowie an die postalische Adresse
der Verlages „Navigator" senden. Diese werden sorgfältig
angesammelt und veröffentlicht, als ein reales Verstehen vom Menschen,
das Verstehen seines Lebens sowie des anderer Menschen in der Welt.
Dies hilft allen und einem jeden,
das Leben zum Besseren zu ändern.

© И.В. Арепьев, 2010

www.ingramcontent.com/pod-product-compliance
Lightning Source LLC
Chambersburg PA
CBHW081147230426
43664CB00018B/2839